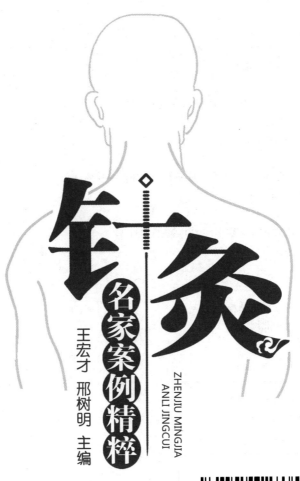

针灸

名家案例精粹

ZHENJIU MINGJIA
ANLI JINGCUI

王宏才　邢树明　主编

U0303817

西安交通大学出版社
XI'AN JIAOTONG UNIVERSITY PRESS

图书在版编目(CIP)数据

针灸名家案例精粹 / 王宏才,邢树明主编. — 西安 : 西安
交通大学出版社,2021.8
ISBN 978 - 7 - 5693 - 1878 - 4

Ⅰ.①针… Ⅱ.①王… ②邢… Ⅲ.①针灸疗法—医案—
中国—现代 Ⅳ.①R246

中国版本图书馆 CIP 数据核字(2020)第 233051 号

书　名	针灸名家案例精粹
主　编	王宏才　邢树明
责任编辑	秦金霞
责任校对	李　晶

出版发行 西安交通大学出版社
　　　　　(西安市兴庆南路 1 号　邮政编码 710048)
网　址　http://www.xjtupress.com
电　话　(029)82668357　82667874(发行中心)
　　　　　(029)82668315(总编办)
传　真　(029)82668280
印　刷　西安明瑞印务有限公司

开　本　720 mm×1000 mm　1/16　印张　15.75　字数　208 千字
版次印次　2021 年 8 月第 1 版　2021 年 8 月第 1 次印刷
书　号　ISBN 978 - 7 - 5693 - 1878 - 4
定　价　39.80 元

金针点顽疾

妙手定乾坤

辛丑夏 在水居迟

[印章]

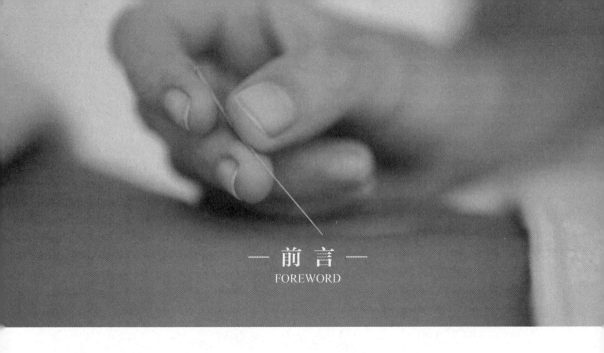

　　医案是医家治疗疾病时辨证、立法、处方用药的连续记录。历代医家都很注重医案,医案的萌芽最早可追溯到周代;到了宋金元时期,医案发展到空前阶段,其中,许叔微的《伤寒九十论》是我国现存最早的医案专著;到了明代,出现了我国历史上的第一部医案类书——《名医类案》;到了清代,医案更是发展到了鼎盛时期,不仅有大量的医案问世,而且书写和编纂出现了百花齐放的局面,理论与临床的结合更加紧密,从而进一步推动了中医学术的发展。中医的医案浓缩、涵盖了中医基础理论和临床各方面的知识,博大而精深。学习和研究医案,不仅能丰富和深化中医相关理论知识,而且可以提高临床诊疗水平,开阔视野,启迪辨证、治疗等的思路。因此,医案对于从事中医临床、教学、科研的工作者来说,为必修之学。

　　《针灸名家案例精粹》涵盖了内科、妇科、儿科、五官科、皮肤科、外科等科的疾病,以及中暑、疲劳综合征等,收录了70余种病种,20余位近现代针灸名家的140余份经典案例,系统介绍了所收录病种的辨证、诊断、治疗原则、针灸选穴、操作及注意事项等,并对每类疾病进行了归纳总结,使读者能在阅读中感受各位针灸名家临床思辨的风范,启迪读者拓宽思路,"另辟蹊径"地认识或治疗疾病。本书可作为临床案例教学的教材,适合针灸专业学生及针灸医生阅读参考,也可作为针灸医生的临床参考用书。

本书在编写过程中得到了很多针灸名家的支持与点拨,令吾有茅塞顿开之感,在此表示衷心的感谢和深深的敬意! 本书的出版,希望对提高针灸医生的临床诊疗水平以及弘扬针灸学术有所贡献!

编 者

2021 年 2 月 18 日

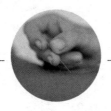

目 录
CONTENTS

第一章　内科疾病 / 001

第一节　感冒 / 002

杨介宾验案 / 002

程莘农验案 / 003

肖少卿验案 / 004

第二节　咳嗽 / 006

杨介宾验案 / 006

第三节　哮喘 / 008

邵经明验案一 / 008

邵经明验案二 / 009

肖少卿验案 / 010

周允娴验案 / 011

第四节　胸胁痛 / 015

程莘农验案一 / 015

程莘农验案二 / 016

杨介宾验案 / 017

第五节　胃脘痛 / 020

程莘农验案一 / 020

程莘农验案二 / 021

田从豁验案 / 022

邵经明验案 / 024

第六节　呃逆 / 026

杨介宾验案 / 026

第七节　腹痛 / 028

冯润身验案 / 028

程莘农验案 / 029

第八节　泄泻 / 031

楼百层验案 / 031

第九节　便秘 / 033

杨介宾验案 / 033

楼百层验案 / 034

第十节　癃闭 / 036

陆瘦燕验案 / 036

杨永璇验案 / 037
曹怀仁验案 / 038

第十一节 淋 证 / 040
杨甲三验案 / 040

第十二节 水 肿 / 042
陆瘦燕验案 / 042
郑艺钟验案 / 043

第十三节 消 渴 / 045
王法祥验案 / 045
王宏才验案 / 046

第十四节 心 悸 / 049
陆瘦燕验案 / 049
程莘农验案 / 050
周允娴验案 / 051

第十五节 不 寐 / 053
陆瘦燕验案 / 053
肖少卿验案 / 054
程莘农验案 / 055
周允娴验案 / 056

第十六节 头 痛 / 059
程莘农验案 / 059
孙六合验案一 / 060
孙六合验案二 / 061
孙六合验案三 / 062
刘淘新验案 / 063

第十七节 眩 晕 / 065
程莘农验案一 / 065

程莘农验案二 / 066
纪晓平验案 / 067

第十八节 面 痛 / 069
陆瘦燕验案 / 069
程莘农验案 / 070
刘家瑛验案 / 071

第十九节 面 瘫 / 073
程莘农验案一 / 073
程莘农验案二 / 074
杨介宾验案一 / 075
杨介宾验案二 / 076
杨金洪验案 / 077

第二十节 中 风 / 080
陆瘦燕验案 / 080
杨甲三验案 / 081
程莘农验案 / 082
石学敏验案 / 083
薄智云验案 / 085
杨介宾验案 / 088

第二十一节 腰 痛 / 090
杨永璇验案 / 090
程莘农验案一 / 091
程莘农验案二 / 092

第二十二节 落 枕 / 094
杨永璇验案 / 094
程莘农验案 / 095

第二十三节 颈椎病 / 097
杨甲三验案 / 097
薄智云验案 / 098
第二十四节 行 痹 / 101
陆瘦燕验案 / 101
杨金洪验案 / 102
第二十五节 着 痹 / 104
陆瘦燕验案 / 104
程莘农验案 / 105
第二十六节 痛 痹 / 106
程莘农验案 / 106
刘淘新验案 / 107
第二十七节 热 痹 / 110
杨永璇验案 / 110
第二十八节 筋 痹 / 112
杨介宾验案一 / 112
杨介宾验案二 / 113
第二十九节 痿 证 / 115
程莘农验案一 / 115
程莘农验案二 / 116
程莘农验案三 / 117
薄智云验案 / 119
第三十节 上睑下垂 / 121
郑魁山验案 / 121
肖少卿验案 / 122
第三十一节 面肌润动 / 125
程莘农验案 / 125
杨永璇验案 / 126

第三十二节 颤 证 / 128
程莘农验案 / 128
第三十三节 肝 风 / 130
程莘农验案 / 130
第三十四节 痫 病 / 132
杨甲三验案 / 132
程莘农验案 / 134
第三十五节 癔 症 / 136
程莘农验案 / 136
第三十六节 郁 证 / 138
程莘农验案一 / 138
程莘农验案二 / 139
纪晓平验案 / 140
第三十七节 阳 痿 / 142
陆瘦燕验案 / 142
程莘农验案 / 143
第三十八节 疝 气 / 145
程莘农验案 / 145
第三十九节 脱 肛 / 147
邵经明验案 / 147
肖少卿验案 / 148
第四十节 厥 证 / 150
刘家瑛验案 / 150

第二章 妇科、儿科疾病
/ 153
第一节 痛 经 / 154
邵经明验案 / 154

第二节 闭 经　　　　　　/ 156
程莘农验案　　　　　　　/ 156
第三节 崩 漏　　　　　　/ 158
程莘农验案　　　　　　　/ 158
肖少卿验案　　　　　　　/ 159
第四节 不孕症　　　　　　/ 162
刘家瑛验案　　　　　　　/ 162
第五节 乳 癖　　　　　　/ 164
郭诚杰验案一　　　　　　/ 164
郭诚杰验案二　　　　　　/ 165
郭诚杰验案三　　　　　　/ 166
郭诚杰验案四　　　　　　/ 167
郭诚杰验案五　　　　　　/ 168
第六节 漏 乳　　　　　　/ 171
贺普仁验案　　　　　　　/ 171
第七节 乳 衄　　　　　　/ 173
郭诚杰验案　　　　　　　/ 173
第八节 巨乳症　　　　　　/ 175
郭诚杰验案　　　　　　　/ 175
第九节 遗 尿　　　　　　/ 177
程莘农验案　　　　　　　/ 177
杨永璇验案　　　　　　　/ 178
第十节 痄 腮　　　　　　/ 180
程莘农验案　　　　　　　/ 180

第三章　五官科疾病 / 183

第一节 耳鸣、耳聋　　　　/ 184
程莘农验案　　　　　　　/ 184

肖少卿验案　　　　　　　/ 185
第二节 目赤肿痛　　　　　/ 187
邵经明验案　　　　　　　/ 187
第三节 目昏花　　　　　　/ 189
程莘农验案　　　　　　　/ 189
第四节 近 视　　　　　　/ 191
程莘农验案　　　　　　　/ 191
钟梅泉验案　　　　　　　/ 192
第五节 鼻 渊　　　　　　/ 194
程莘农验案一　　　　　　/ 194
程莘农验案二　　　　　　/ 195
第六节 咽 痛　　　　　　/ 197
杨永璇验案　　　　　　　/ 197
程莘农验案　　　　　　　/ 198
第七节 牙 痛　　　　　　/ 200
杨介宾验案　　　　　　　/ 200
盛燮荪、凌煦之验案　　　/ 201

第四章　皮肤科、外科疾病
　　　　　　　　　　/ 203

第一节 丹 毒　　　　　　/ 204
陆瘦燕验案　　　　　　　/ 204
第二节 疔 毒　　　　　　/ 206
彭静山验案一　　　　　　/ 206
彭静山验案二　　　　　　/ 207
第三节 牛皮癣　　　　　　/ 209
程莘农验案　　　　　　　/ 209

杨介宾验案 / 210

第四节 白癜风 / 211

贺普仁验案一 / 211

贺普仁验案二 / 212

贺普仁验案三 / 213

第五节 瘾 疹 / 215

刘淘新验案 / 215

第六节 痤 疮 / 217

冯莉验案 / 217

杨金洪验案 / 218

第七节 黄褐斑 / 221

冯莉验案 / 221

第八节 扭 伤 / 223

杨介宾验案 / 223

第九节 腱鞘囊肿 / 225

杨永璇验案 / 225

第十节 坐骨神经痛 / 227

纪晓平验案 / 227

第十一节 肩关节周围炎 / 229

方存忠验案 / 229

第十二节 膝 痛 / 231

方存忠验案 / 231

第五章 其 他 / 233

第一节 中 暑 / 234

杨介宾验案 / 234

第二节 慢性疲劳综合征 / 236

贺普仁验案 / 236

参考文献 / 238

第一章

内 科 疾 病

第一节 感 冒

杨介宾验案 ▶▶▶

◇杨某,男,35 岁,1976 年 4 月 28 日初诊。

【主 诉】头痛、发热 1 天。

【现病史】患者因夜间贪凉而引起翌日发病,出现头晕、头痛,未经治疗,前来就诊。

【刻下症】头晕,头痛,恶风寒而汗不出,继之发热,时流清涕,喉痒微咳,食淡无味,二便正常。体温 40 ℃。

【舌脉诊】舌苔薄润,脉浮紧。

【辨 证】患者感受风寒邪气,风寒束表,故出现头晕、头痛、恶风寒而汗不出。脉浮主表,紧主寒。

【诊 断】西医诊断:感冒。

中医诊断:感冒(风寒束表)。

【治 则】疏风散寒,发汗解表。

【治 法】针刺大椎、风门、太阳、合谷。大椎针后加灸;风门针后加拔罐;太阳、合谷针用泻法。

【疗 效】治疗 1 次,汗出热退;治疗 2 次,病情好转;治疗 3 次,诸症消失而痊愈。

【点 睛】太阳、合谷用泻法以发汗解表,疏散头面风邪;风门针后加拔罐,疏风宣肺解表;大椎为督脉与手、足三阳经之交会穴,针灸并用,针能固护卫表,灸能温散寒邪,治疗3次而诸症消失,针、灸并用之功也。

程莘农验案 ▶▶▶▶

◇刘某,男,33岁,1986年9月6日初诊。

【主　诉】发热、咳嗽、头痛及项背酸痛10天。

【现病史】患者10天前夜间休息受凉,次日晨起即感发热、咳嗽,自服速效感冒胶囊及板蓝根颗粒,效果不明显。

【刻下症】现患者自觉后背发冷,头痛以枕部为甚,项背及周身关节酸痛,咳嗽,咽痛,咳痰稀薄、色黄、量多,饮食乏味,夜寐差,小便色赤,大便正常。

【舌脉诊】舌边、尖红,苔薄白少津,脉浮数。

【辨　证】外感风寒之邪,闭阻肌表,肺气不宣而咳嗽。发病10天,已有化热之象。后背发冷,头痛以枕部为甚,项背及周身关节酸痛,咳嗽,咽痛等为外寒之象;小便色赤,舌边、尖红,苔薄白少津,脉浮数为内热之征象。

【诊　断】西医诊断:感冒。

中医诊断:感冒(表寒里热)。

【治　则】疏散风寒,宣肺泻热。

【治　法】针刺大椎、风池、肺俞、玉枕、天鼎、太阳、攒竹、列缺、合谷、少商。少商用三棱针点刺放血;余穴毫针刺,留针30分钟。

【疗　效】治疗3次,诸症基本消失。

【点　睛】大椎宣通阳气,解表退热;风池疏风解表,祛头痛,解寒热;太阳、攒竹、玉枕配风池以治头痛;合谷为手阳明大肠经原穴,发汗解表,列缺为手太阴肺经络穴,两穴相配可表里相应,宣通手太阴肺经经气;肺俞宣肺理气止咳;天鼎、少商清热利咽,消肿止痛。诸穴相配,以疏散风寒,宣肺泻热。

【按　语】少商用三棱针点刺放血,配合针刺合谷,留针 30 分钟,对咽喉肿痛有很好的疗效。一氧化碳中毒的患者,除常规治疗外,用少商配合人中,毫针刺,可缩短昏迷时间。

肖少卿验案 ▶▶▶

◇张某,男,39 岁,1979 年 10 月 5 日初诊。

【主　诉】头痛、发热 4 天。

【现病史】患者 4 天前可能因着衣不慎而出现头痛、发热,前来就诊。

【刻下症】头痛,发热,咳嗽,鼻塞,腰痛,咽部充血。体温 38.5 ℃。

【舌脉诊】舌胖,苔薄黄微腻,脉滑数。

【辨　证】时行风热疠气袭肺,客于肌表,以致身热内蕴而周身不和。苔薄黄微腻,脉滑数为风热侵袭之象。

【诊　断】西医诊断:感冒。

　　　　　中医诊断:感冒(风热犯肺)。

【治　则】疏风清热解表。

【治　法】针刺大椎、风门、风池、肺俞、肾俞、合谷。每日治疗 1 次,留针 20 分钟。

【疗　效】治疗 1 次后,头痛、鼻塞消失,身热渐退;治疗 2 次后,诸症消失。

【点　睛】大椎为手、足三阳经与督脉之交会穴,可解表通阳、清脑宁神、退热;肾俞交通子母(肾为肺之子),使金水相生而固本;风门又名热府(左为风门,右为热府),是督脉与足太阳经之交会穴,以祛风宣肺,调气泻热,与风池相配,则祛风解表之力更强;肺俞清肺,配合谷以发汗解表。

小　结

感冒又称伤风,以鼻塞、流涕、咳嗽、恶寒、发热、头身疼痛为主要临床表现,是一年四季常见的多发病,但以冬、春季发病率较高。其病机为正气不足,风寒或风热侵袭,肺卫失于调节所致。

主穴:大椎、风池、合谷。

头痛加太阳、印堂、攒竹;咽喉痛加鱼际或少商点刺出血;咳嗽加尺泽、太渊或肺俞;鼻塞加迎香。

第二节 咳 嗽

杨介宾验案 ▶▶▶

◇傅某,女,27 岁,1998 年 7 月 29 日初诊。

【主　诉】咳嗽 1 个月。

【现病史】患者 1 个月前外出感寒引发咳嗽,曾口服药物及肌内注射青霉素均无效果,前来就诊。

【刻下症】咳嗽阵作,咳声重浊,咳痰不爽,痰呈白色泡沫样,胸闷不舒,头晕,咽喉痒痛,鼻塞流清涕,恶寒怕风,周身酸软无力,饮食、二便尚可。咳嗽日轻夜重,影响睡眠。

【舌脉诊】舌淡红,苔薄白,脉两寸关部沉紧。

【辨　证】风寒侵袭,肺失清肃,发为咳嗽。咽喉痒痛,鼻塞流清涕,恶寒怕风,舌淡红,苔薄白,脉两寸关部沉紧为风寒袭肺之象。

【诊　断】西医诊断:急性支气管炎。

中医诊断:咳嗽(风寒咳嗽)。

【治　则】宣肺解表,止咳化痰。

【治　法】穴位选取:①大椎、风池、合谷、风门。②大杼、中府、肺俞、足三里。以上两组穴位,循经远近相配伍,每日 1 次,每次 1 组,交替使用。诸穴用重刺激泻法,得气后留针 30 分钟,每 5 分钟提插捻转 1 次,以加强针感。大椎、风门、大杼、中府、肺俞针后加拔罐,留罐 15 分钟,以局部呈紫红色为度。

【疗　效】治疗2次后,患者咳嗽减轻,咳痰减少;治疗4次后,咳嗽减轻大半;治疗6次后,咳嗽、咳痰、胸闷不舒基本消失。停针观察月余,未见复发,患者痊愈。

【点　睛】取大椎针泻诸阳经之表邪;大杼、风池、合谷、风门疏风散寒,宣肺解表;中府、肺俞俞募相配,通调肺气,止咳化痰;足三里为阳明胃经合穴,补土生金,祛湿燥痰。数穴同用,可增强疏风解表、止咳化痰之功,使气顺痰消咳止。

小　结

"咳"有声无痰,"嗽"有痰无声,有声有痰为咳嗽。咳嗽有外感、内伤之分。

外感咳嗽是风、寒、热、燥侵袭肺系而成。风寒侵肺则鼻塞,流清涕,恶寒无汗,吐痰清稀,舌苔薄白,脉多浮紧;外感风热则咳黄稠痰,身热头痛,汗出恶风,苔薄黄,脉多浮数;燥热灼肺则干咳无痰,或痰黄吐出不利,口干咽痛,舌燥脉数。

内伤咳嗽为脏腑功能失调、内邪干肺所致,也可由急性咳嗽不愈转变而成。脾虚则生湿痰,胸闷,纳减,舌苔白腻,脉浮濡;肝火犯肺,咳嗽多兼两胁作痛,气逆作呕,痰少而稠,面赤咽干,舌苔黄,脉弦数;肺阴亏虚则干咳少痰或痰中带血,潮热盗汗,心烦,手足心热,舌红少苔,脉细数。

主穴:肺俞、天突。

外感配风门、合谷;发热配大椎;咽喉痛可少商放血;吐痰带血配尺泽、孔最;痰多食少配足三里、丰隆;咳嗽时两胁作痛配阳陵泉;恶寒背痛可于上背部针后加拔罐。

第三节　哮　喘

邵经明验案一 ▶▶▶

◇赵某,女,13岁,1963年7月20日初诊。

【主　诉】咳喘伴有哮鸣音7年余。

【现病史】患者6岁时因患感冒而咳嗽,以后时有咳嗽,每遇感冒或入冬咳嗽加重,渐渐发为哮喘。现无论冬夏,患者只要遇凉则喘即发作。

【刻下症】咳喘,重时呼吸困难,口唇青紫,喘息痰鸣,难以平卧,面黄肌瘦,手足欠温。

【舌脉诊】舌淡红,苔薄白滑润,脉沉细无力。

【辨　证】本例患者幼年初病感冒,风邪侵袭于肺,失于宣散,邪留于肺,久致肺虚,皮毛不固,卫外功能低下,一遇风寒,哮喘即发。

【诊　断】西医诊断:哮喘。

中医诊断:哮喘(寒痰伏肺)。

【治　则】宣肺化痰平喘。

【治　法】针刺大椎、风门、肺俞。诸穴进针得气后,留针15分钟,中间行针2~3次,起针后每穴用艾条灸5~7分钟。每日治疗1次。

【疗　效】第一次艾条灸5~7分钟后,患者喘即缓解;治疗10次后,呼吸已正常,哮喘得到控制。休息1周,改为隔日针灸1次,又巩固治疗10次。当年冬季,遇寒凉患者未发作哮喘,感冒时仅感胸闷不适、呼吸不利。次年又按前法治疗 20 次。第 3 年又针灸10 次以巩固之。随访至今,患者体质健壮,未再发生哮喘。

【点　睛】大椎宣肺理气;风门祛邪平喘;肺俞调肺气,实腠理,止咳喘。

邵经明验案二 ▶▶▶▶

◇吴某,男,20 岁,1996 年 5 月 23 日初诊。

【主　诉】咳喘 12 年,加重 2 年。

【现病史】12 年前患者因受凉感冒而引发胸闷气喘,经治疗病情缓解。之后气喘时有发作,尤其近 2 年病情有所加重,每遇感冒或闻及异味,胸闷气喘即发作,在某医院被诊断为支气管哮喘,经常服用氨茶碱、泼尼松等药物,可暂时缓解症状,但不能控制哮喘的反复发作。此次哮喘发作持续月余,口服西药及输液疗效均不显著。

【刻下症】面黄肌瘦,呼吸急促,喘息抬肩,喉中痰鸣,痰稠色黄,咳吐不利,两肺满布哮鸣音。

【舌脉诊】舌暗淡少津,脉数稍滑。

【辨　证】患者呼吸急促、喘息抬肩、喉中痰鸣、痰稠色黄、咳吐不利、两肺满布哮鸣音为痰热内蕴之征,脉数稍滑亦为痰热之象。

【诊　断】西医诊断:支气管哮喘。

中医诊断:哮喘(痰热内蕴)。

【治　则】宣肺理气,化痰平喘。

【治　法】针刺肺俞、大椎、风门。诸穴留针 30 分钟。

【疗　效】针刺得气后患者即觉胸闷减轻,呼吸改善。起针后患者胸闷气喘明显减轻,肺部听诊虽有好转,但哮鸣音尚未消失。以此法连续治疗

5 次,喘平,哮鸣音消失。前后共针治 2 个疗程(20 次),诸症消失。为巩固疗效,连续治疗 3 年,每至三伏天连续针治 2 个疗程。随访 5 年,哮喘未再发作。

【点　睛】大椎为督脉穴,宣阳解表,宣肺平喘;风门祛邪平喘;肺俞调肺气,实腠理,止咳喘。

肖少卿验案 ▶▶▶

◇郑某,男,50 岁,1994 年 9 月 21 日初诊。

【主　诉】咳嗽、气喘 30 余年,加重 1 个月。

【现病史】患者早年得麻疹时出现咳嗽、气喘,以后经常发作,每次发作均与感寒、食鱼虾等有关。本次发作因 1 个月前受凉所致,喘甚时用止喘喷雾剂可缓解。

【刻下症】咳嗽,气喘,胸闷痛,朝轻暮重,夜间不能平卧,动则喘促,气不能续,痰黏色白难咳,痰量多,口干欲饮,饮食、二便正常。两肺呼吸音粗,可闻及较多干啰音及少许湿啰音。

【舌脉诊】舌质淡,苔白腻,脉细弦而滑。

【辨　证】本例患者患哮喘 30 余年,其肺、脾、肾三脏必虚,加之感受外邪,风寒束肺,肺失宣肃;肺、脾、肾三脏气虚,则水液代谢不利,痰湿内生,故而出现咳、喘、痰诸象。

【诊　断】西医诊断:过敏性哮喘。

　　　　　中医诊断:哮喘(风寒外袭,痰湿蕴肺)。

【治　则】疏风宣肺散寒,化痰止咳平喘。

【治　法】针刺膻中、天突、定喘、丰隆、内关、合谷、列缺。天突以 3 寸毫针,沿胸骨柄后缘下针,针进 2.5 寸左右,快速捻转几下,迅速将针拔出,并用干棉球按压针孔;膻中亦用 3 寸毫针,以 15°角进针,针进 2.5 寸左右,提插捻转以产生较强的酸胀感。余穴用平补平泻法,留针 20 分钟,每 10 分钟行针 1 次,每日治疗 1 次。

【疗　效】二诊时,咳嗽、气喘及胸痛大减,夜间能平卧,痰虽多但易咳出,仍守上方治疗。

三诊时,咳喘平,痰少清稀,两肺仅闻及少许干啰音,未闻及湿啰音。肖老认为此时外邪已除,但正气尚不足,当扶正固本。原方去合谷、列缺,加肺俞、肾俞,针用补法加拔罐,并用艾条灸关元、气海,治疗 1 个疗程后,患者痊愈。

【点　睛】肖老认为,哮喘病急则治标,缓则治本,当务之急,以驱邪止咳平喘为主,故选膻中、天突、定喘以降气止咳平喘;内关宽胸理气以改善胸闷、胸痛;丰隆化痰;列缺、合谷为原络配穴法,可散寒祛风。待病邪渐退,肖老认为此时可考虑标本兼治,以肺俞、肾俞补益肺肾以求金水相生,关元、气海培本固元。在针灸手法上采用重灸及拔罐。

周允娴验案 ▶▶▶

◇李某,男,62 岁。

【主　诉】咳喘反复发作 15 年,此次发作 1 月余。

【现病史】15 年前,患者因气候急剧变化不慎受凉感冒,发热,咳嗽,且伴轻度喘促。服用中、西药后上述症状好转,但咳嗽、气喘从未彻底治愈。每到秋冬季节,常因受凉、感冒而咳喘发作,每年 3 ~ 4 次,每次持续 1 月余。患者常需服用大量抗生素及平喘西药和中药后,才可慢慢缓解,且累发累重。本次系因 1 个月前,天气突然变冷、感冒致咳喘又发作,咳吐血痰,量较多,曾服用各种中、西药,均无明显效果,遂来寻求针刺治疗。

【刻下症】阵发性咳嗽,以早、晚较剧烈,咳吐大量痰,伴喘。1 个月来,患者不能平卧,只能半卧于床。平时患者感气短乏力,胸闷,轻微活动后,喘加重,易汗出,口不渴,食纳一般,小便频,夜尿 3~4 次,大便溏,每日 1~2 次。

【舌脉诊】舌淡、有齿痕,苔白微腻,脉沉细无力。

【辨　证】此案例初因肺卫不固,而易发感冒、咳嗽,久治不愈,致肺气变虚,而频繁感冒。肺气宣降失常,致咳喘加重;咳喘日久伤肾,肾不纳气,动则喘甚、小便频,肺气虚,脾气亦虚。患者除气短乏力、语声低微外,脾不健运可致痰多。舌淡、有齿痕,苔白微腻,脉沉细无力,皆为气虚之象。

【诊　断】西医诊断:慢性支气管炎(喘息型)。

　　　　　中医诊断:咳喘证(肺肾气虚)。

【治　则】补肺脾肾,平喘,止咳,化痰。

【治　法】以肺、肾、胃经和任脉的穴位及背俞穴为主,取定喘、肺俞、脾俞、肾俞、中府、列缺、合谷、膻中、气海、足三里、丰隆、太溪。丰隆用泻法;合谷、列缺用平补平泻法,余穴用补法。上背部腧穴针后拔罐。

【疗　效】第一次治疗后患者顿感呼吸通畅许多,胸部轻松。治疗 5 次后患者咳喘明显减轻,可以平卧,从车站走到医院不必休息(治疗前需休息 3~4 次)。共治疗 25 次。

【点　睛】定喘为止咳平喘的专用奇穴。肺俞配中府为俞募配穴,用治肺之病症;配列缺、合谷一起平喘止咳。脾俞、膻中、气海、足三里补肺、脾、肾之气;肾俞、太溪补肾纳气;丰隆化痰。

小 结

　　哮喘是呼吸道的一种变态反应性疾病,反复发作,不易根治。患者发病突然,胸闷气短,呼吸急促,喉中痰鸣,甚至不能平卧,肺部听诊有明显的哮鸣音。邵经明教授治疗哮喘有独到的经验。邵老认为,哮喘为本虚标实之病症,本虚是脏腑功能失调,尤其是肺、脾、肾三脏功能低下;标实为痰饮、瘀血内伏,六淫之邪外袭;在治疗上,宜宣肺理气,化痰平喘。

　　主穴:大椎、风门、肺俞。

　　此三穴是通过长期临床验证,从多穴之中详加筛选出来的。肺俞为足太阳经之背俞穴,是肺脏精气输注于背部的特定穴,具有调肺气、止咳喘、实腠理的作用,据临床观察,可治疗呼吸系统内伤、外感诸疾;大椎为督脉穴,督脉上通于脑,总督诸阳经,为阳脉之海,具有宣通一身阳气之功,故有宣阳解表、祛风散寒、理气降逆、宣肺平喘的效果;风门为足太阳经与督脉之交会穴,为风寒之邪侵袭人体之门户,故名"风门",针之可散风寒、泻邪热、调肺气、止咳平喘,灸之可振奋经气、实腠固表,预防伤风感冒。

　　经过长期临床验证,三穴同用,在哮喘发作期可使肺内气道阻力降低,喘息即时得到缓解;用于缓解期,可使肺功能不断得到改善,以巩固远期疗效。此三个主穴治疗单纯性支气管哮喘疗效尤佳。

　　配穴:外感诱发配合谷;咳嗽甚配尺泽、太渊;痰多配中脘、足三里;痰壅气逆配天突、膻中;虚喘配肾俞、关元、太溪;心悸配厥阴俞、心俞、内关;口舌干燥配鱼际;咯血配鱼际、孔最、尺泽;脘腹胀满配中脘、足三里、天枢、气海;下肢浮肿配阴陵泉、水道、足三里。

　　哮喘发作期,每日针治1次;缓解期隔日1次,10次为1个疗程。针刺背俞穴时,成人选用1寸针,进针0.5~0.8寸;儿童选用0.5寸针,进针0.2~0.3寸。留针半小时,视患者病情及体质采用提插捻转补泻手法,其间行针2~3次。未满周岁小儿点刺,不留针。

治疗上同时结合患者阴虚、阳虚之体质,证之寒热,可针灸并用或针刺加拔罐,留罐10分钟左右。据统计,用此种方法治疗哮喘的有效率可达92%。

第四节　胸胁痛

程莘农验案一 ▶▶ ▶

◇徐某,男,47岁,1987年7月25日初诊。

【主　诉】心前区不适2年余。

【现病史】患者自诉因劳累而出现心前区疼痛不适,经治疗有所好转,严重时服硝酸甘油方可缓解。

【刻下症】近日来,患者心前区闷痛加重,并放射至后背及上臂,每次发作需卧床休息,全身乏力,气短,腰背怕冷,食后腹胀,睡眠不佳,小便黄,口唇暗,有瘀点。血压120/80 mmHg。

【舌脉诊】舌质暗,苔微厚,脉弦细涩、略有歇止。

【辨　证】素体阳气不足,故腰背怕冷、食后腹胀。气为血帅,阳气不足,胸阳不振,气虚而致血瘀,故心前区疼痛不适。

【诊　断】西医诊断:心绞痛。

中医诊断:胸痹(气虚血瘀)。

【治　则】益气通络。

【治　法】穴位选取大椎、膻中、中脘、气海、内关、太渊、足三里、三阴交、肩髃(左)。针刺用补法与平补平泻法。

【点　睛】大椎为督脉与手、足三阳经之交会穴,宣通阳气;膻中为气会及心包募穴,调心气、止痛;中脘为腑会,胃之募穴,健脾胃,助运化,活气血,补中气,安神志;气海益肾培元,补养先天元气;足三里健脾胃而补养后天之气;内关强心定志,活络止痛;太渊为脉会,配内关、三阴交以益气通阳,祛瘀通脉;肩髃通经络,活气血,止痛。

程莘农验案二 ▶▶▶

◇郑某,男,58 岁,1985 年 11 月 4 日初诊。

【主　诉】左侧胸胁部疼痛 3 天。

【现病史】患者平素性急易怒,数日前因工作与他人生气后出现左胸胁部疼痛,前来就诊。

【刻下症】左胸胁部疼痛,无明显肿胀,局部有压痛,咳时痛甚,影响转侧,伴有食欲不振、腹胀、反酸等症。

【舌脉诊】舌淡,苔黄厚腻,脉弦。

【辨　证】本例患者暴怒伤肝,气机阻滞,经脉失畅而致胸胁疼痛。胁乃肝经之分野,《灵枢》曰:"邪在肝,则两胁中痛。"食欲不振、腹胀、反酸及脉弦等均为肝气郁滞之象。

【诊　断】西医诊断:胸胁痛待查。

中医诊断:胸胁痛(肝郁气滞)。

【治　则】疏肝理气,通络止痛。

【治　法】针刺阳陵泉、太冲、足三里、支沟、期门(左侧)。诸穴用泻法。

【疗　效】上法针刺 1 次后,患者痛去大半,食欲渐增,腹胀减,局部压痛轻微;针刺4次而愈。

【点　睛】取肝之募穴期门、肝之原穴太冲与胆之合穴阳陵泉以疏肝理气,配支沟疏通气机,经气得通,气血畅行,通则不痛;足三里健脾开胃,脾胃得健,食欲渐增,腹胀减,诸症好转。

杨介宾验案 ▶▶▶

◇陈某,女,63岁。

【主　诉】右侧胁肋部持续性疼痛20天。

【现病史】患者20天前夜间突发右侧胁肋部剧烈疼痛,立即去某医院急诊,胸透心、肺无异常。曾服止痛片、安眠片,注射止痛针、庆大霉素,又服中药20余剂,均无效果。

【既往史】既往有高血压病史。

【刻下症】右侧胁肋部剧烈疼痛,痛势难忍,咳嗽、呼吸、走、坐、转侧时症状加重,牵引腰背作痛,伴头晕、耳鸣、喉干、颜面红润,表情痛苦,辗转呻吟,烦躁不安,右侧第3~7肋有触痛。

【舌脉诊】舌质微红,苔少,脉弦紧。

【辨　证】右侧胁肋部为肝经所过之处,其局部气血郁滞,气机不通畅,不通则痛。脉弦主肝气郁滞,亦主痛,紧主筋脉拘急之症。

【诊　断】西医诊断:胁痛待查。

中医诊断:胁痛(肝气郁结)。

【治　则】通经活络,调气止痛。

【治　法】穴位选取右侧的支沟、阳陵泉、乳根、天池、间使、阴陵泉。支沟透间使,阳陵泉透阴陵泉,用28号2寸粗毫针强泻手法,每3分钟提插捻转行针 1 次,留针半小时;乳根、天池采用投火拔罐法,留罐 15 分钟,以局部出现紫红色为度。

【疗　效】针刺 20 分钟后,患者疼痛消失;留针半小时,病霍然而愈。后经随访,未见复发。

【点　睛】支沟属少阳,穴性属火,刺之调少阳经气以泻相火;阳陵泉为胆之合穴,合治腑病,刺之通调腑气,活络止痛;再补以乳根、天池拔罐,畅达局部气血之瘀滞。气机畅通,瘀滞疏调,胁痛自除。

小　结

胸胁痛多由气机阻滞,经脉失畅所致。

1. 胸痛

胸为心、肺之分野,心阳不振,肺气郁而不宣,或嗜食生冷,中焦积寒,上逆胸中,都可导致胸部经脉闭阻而作痛。

胸痛主穴:膻中、大陵、太渊、内关。

心阳不振,配大椎、心俞振奋心阳;肺郁不宣,配肺俞、中府、列缺宣通肺气;痰浊甚者,配天突、丰隆顺气化痰;心痛彻背,背痛彻心,阴寒极盛,配灸肺俞、心俞、膻中;久发不愈,气滞血瘀,配行间、血海、合谷、三阴交行气活血。

2. 胁痛

胁痛是指一侧或两侧的胁肋部疼痛。《灵枢·五邪》云:"邪在肝,则两胁中痛。"《灵枢·经脉》亦云:"胆病者,口苦,善太息,心胁痛不能转侧。"所以本病的发生与肝、胆关系甚为密切,胁肋部为手、足少阳经脉之分野,其病则胸胁痛。西医学之肋间神经痛、胸膜炎和外伤所致的胁肋痛可参照本节治疗。

胁痛主穴:阳陵泉、支沟、期门。

气滞胁痛是由于肝气郁结,失其条达所致,与情志变化关系较大,表现为胁肋胀痛,多伴胸闷不适、口苦、脉弦。气滞胁痛配肝俞、胆俞、丘墟。

血瘀胁痛是因跌扑闪挫,络脉被瘀血凝滞所致,痛如针刺,入夜痛甚,舌色紫暗或有瘀点,脉多弦涩。血瘀胁痛配膈俞、太冲。

痰饮胁痛,患者多有宿疾咳嗽或胸胁积饮,常伴呼吸不利,痛甚则咳甚,舌苔白滑,脉细或濡。痰饮胁痛配中脘、足三里、脾俞。

第五节　胃脘痛

程莘农验案一 ▶▶▶

◇阎某,男,29岁,1985年12月2日初诊。

【主　诉】胃脘部疼痛7年余。

【现病史】患者于7年前即感胃脘部疼痛,曾在某医院被诊断为"十二指肠球部溃疡",服药物治疗,效果不显著。

【刻下症】胃脘部疼痛阵作,多在饭后1~2小时发作,疼痛隐隐,痛处固定、喜按,面色萎黄,喜热饮,纳食可,无恶心呕吐,二便调。

【舌脉诊】舌尖红,中有微黄苔,脉虚弦。

【辨　证】本病为脾胃同病,中阳不足,故胃脘部疼痛阵作,多在饭后发作,因胃气失和而致胃痛。喜按,面色萎黄,喜热饮为寒凝胃经之象。

【诊　断】西医诊断:十二指肠球部溃疡。

　　　　　中医诊断:胃脘痛(胃寒凝滞)。

【治　则】温中散寒,行气止痛。

【治　法】穴位选取中脘、内关、公孙、足三里、三阴交。诸穴用补法与平补平泻法;中脘加灸。

【疗　效】针灸治疗1次后,次日复诊,自诉胃脘疼痛缓解。依前法调治,每日1次,治疗1个疗程(10次)后,疼痛消失。

【点　睛】取胃之募穴中脘温阳散寒和胃;足阳明胃经之下合穴足三

里、足太阴脾经三阴交和胃健脾;公孙为足太阴脾经之络穴,别走足阳明胃经,通过阴维脉与心包经之内关相联系,宽胸理气和胃。诸穴合用,胃气和顺,中焦健运,胃痛即止。

程莘农验案二 ▶▶▶

◇闰某,女,60 岁,1992 年 4 月 6 日初诊。

【主　诉】胃脘痛 10 余年。

【现病史】患者胃脘痛 10 余年,曾于北京某医院行 B 超等检查,诊断为胆囊炎。

【刻下症】胃脘胀痛牵及两胁,得温疼痛缓解,呃逆,时心悸,大便溏软不爽,面色少泽。检查:胆结石(0.6 cm × 1.5 cm),肝右叶小囊肿(1.4 cm)。

【舌脉诊】舌紫,苔薄黄,脉右沉细、左沉弦。

【辨　证】情志抑郁,肝失条达,乘克中土,肝胃不和,胃失浊降,而致脘胀、呃逆、便稀不爽;久郁化火,由气及血,出现心悸、舌紫、苔薄黄。

【诊　断】西医诊断:慢性胆囊炎。

　　　　　中医诊断:胃脘痛(肝气犯胃)。

【治　则】疏肝理气,和胃止痛。

【治　法】穴位选取膻中、中脘、气海、日月、内关、胃俞、胆俞、阳陵泉、足三里、太冲、丘墟。诸穴用泻法与平补平泻法。

【疗　效】经治疗,患者胃脘胀痛逐渐减轻,诸症亦相应好转,共治疗40 次,疾病痊愈。

【点　睛】胃经募穴中脘配胃俞、胆经募穴日月配胆俞乃俞募穴相配,以调中和胃,疏肝利胆,理气止痛;胆俞配阳陵泉、太冲、丘墟以平抑肝气之冲逆,降逆和胃;内关、膻中宽胸理气;足三里配中脘、内关和胃降逆,宽中理气止痛;气海培补元气,调和气血。

田从豁验案 ►►►►

◇患者,女,34岁,2005年11月23日初诊。

【主　诉】上腹部胀痛反复发作2年,加重1月余。

【现病史】患者2年前无明显诱因出现上腹部胀痛,在当地医院被诊断为十二指肠溃疡,应用中、西药物治疗效果不好,近1个月症状加重。

【刻下症】餐后腹胀,隐痛,反酸,嗳气,畏寒。大便每日1~2次,质稀溏,小便黄。胃镜检查示慢性浅表性胃窦炎,胃蠕动缺乏。病理检查示胃窦黏膜组织中度慢性萎缩性炎症,间质充血,部分腺体轻、中度增生伴肠化生。

【舌脉诊】舌淡红,苔中黄腻,脉弦细。

【辨　证】肝气不舒,横逆犯胃,故出现餐后腹胀、隐痛、反酸、嗳气;苔中黄腻为脾湿化热之象。脉弦主痛,细脉为久病胃阴亏虚之象。

【诊　断】西医诊断:浅表性胃窦炎。

中医诊断:胃脘痛(湿热中阻,肝气不舒)。

【治　则】疏调气机,通利三焦。

【治　法】本案例先予380 mm芒针自大椎透刺至脊中通调督脉,再予针刺中脘、梁门、足三里、内关、期门、肓俞等穴,针后在脾俞、胃俞处拔罐;每周针灸治疗3次,应用芒针通督法1次,随症状减轻将芒针改为较短型号,次数也逐渐减少,随症选穴治疗。

【疗　效】治疗近 2 个月,患者症状消失,胃镜检查示浅表性胃窦炎已愈。

【点　睛】督脉与多条经脉的循行相关,手、足三阳经与督脉会于大椎,带脉出于第 2 腰椎,阳维脉与督脉会于风府、哑门,阳跷脉通过足太阳经与风府相通。由于督脉络肾,肾藏元阳,且诸阳经均交会于督脉,故在功能上督脉统摄诸阳,循达于体表,则可卫外御邪;通达于内,则可温通经脉,温煦脏腑,敷布命火,转输阴精,参与生化精血。田老基于督脉这些特点,在治疗上无论是一身之阳还是一经之阳有病,均会选用督脉治疗。芒针通调督脉法,一针透多穴,往往产生立竿见影的效果,但不宜每次均用,因为芒针通督法透穴较多,刺激较强,本身就有一定的泻法的作用,对于实证可一周应用一次,对于虚证可两周应用一次,并应根据病情的好转逐渐改用较短的芒针。在本例中,田老认为芒针通督法可起到疏调气机、通利三焦的作用,气机调畅则肝气舒,三焦通利则湿热化,诸症得除。

【按　语】芒针通督法:田老应用本法时对患者体位要求较严格,因背部脊柱两侧均有重要脏器,针尖偏斜可能会刺伤脏器,有一定危险。一般要求患者采用俯卧位、侧卧位或背对术者而坐,尽量保持脊柱正直,不能过于前后屈或侧弯,头略前倾,以免针刺入后难以掌握方向。在临床上,田老由上向下方向透刺应用较多,主要是因为由上向下透刺操作时针刺方向、针尖到达部位等相对容易控制,危险性相对较小。

田老认为芒针的手法必须双手配合,右手为刺手,左手为押手。针刺时,刺手的姿势为执笔姿势,即用拇、食、中指第一节夹持针身下部,用环指抵住针身,押手持针柄,使针尖抵触皮肤,利用刺手指力和腕力下压,押手配合,迅速刺过皮肤,然后沿脊柱后侧透刺,刺手夹持针身下部向下透刺,押手握住针柄掌握方向,直到针尖到达应刺深度再施补泻手法。为使操作安全,一般不采用提插法,而是采用呼吸、捻转、徐疾补泻法。如嘱患者吸气,同时术者拇指向前用力,出针时快速出针,急按针孔为补,反之为泻,捻转手法轻巧,幅度在 180°～360°,左右交替。125～175 mm 芒针可留针

20 分钟,一般比较安全;380 mm、500 mm 芒针不留针,以免发生意外。出针时要注意使针身保持一条直线,沿刺入方向反向拔出,不要弯曲或硬行拔出。

邵经明验案 ▶▶▶

◇刘某,女,29 岁,1999 年 6 月 25 日初诊。

【主　诉】胃痛、腹胀 5 个月。

【现病史】1 年前患者曾多次出现上腹部隐隐不适,时有坠胀,因自觉病情轻微,未引起重视。5 个月前患者因工作繁忙,不能按时进餐而突发胃痛,服甲氧氯普胺(胃复安)等药物,疼痛有所减轻,到当地省医院检查,X 线钡餐造影提示胃下垂(Ⅱ度)。经它法治疗无效,患者前来我处就诊。

【刻下症】胃痛,腹胀明显,饮食减少,疲倦乏力,夜卧少寐,体质较瘦,面色淡白无华,精神尚可。仰卧视诊,稍呈"舟状腹",触有痛感。

【舌脉诊】舌淡,苔薄,脉沉缓。

【辨　证】本病多由饮食劳倦、久病、体质虚弱损及脾阳,致使中气下陷,升举无力而成。

【诊　断】西医诊断:胃下垂(Ⅱ度)。

　　　　　中医诊断:胃脘痛(阳虚下陷)。

【治　则】健脾和胃,升举阳气。

【治　法】针刺中脘、足三里、胃上穴、内关、神门、三阴交。每日治疗 1 次。

【疗　效】治疗 6 次后,患者饮食逐渐增加,睡眠正常,体力恢复。以后单针主穴中脘、足三里、胃上穴,隔日 1 次,前后共针治 2 个疗程(20 次),诸症消失,X 线检查显示胃已回升至正常位置。随访 1 年未见病情反复。

【点　睛】胃下垂临床较为常见,邵老认为本病多由饮食劳倦、久病多产、体质虚弱损及脾阳,致使中气下陷,升举无力而成。主穴取中脘、足三里、胃上穴。纳差、恶心、泛酸配内关;腹胀者配脾俞、胃俞;腹部下坠或伴有腹泻配百会;失眠配神门、三阴交;阳虚加灸,其他随症加减。

【按　语】胃上穴——经外奇穴,位于脐上 2 寸,脐中线旁开 4 寸处,具有益气健脾、提胃上升的即时效应,常用于治疗胃下垂。胃上穴用 3~4 寸毫针刺入皮下后,针尖向神阙穴方向捻转斜刺入 2.5~3.5 寸,既不要深入腹腔,也不要沿皮斜刺,一定要刺入腹肌,施中强刺激手法,使患者胃部有酸胀、上提的收缩感。进针时注意一定要掌握好针刺方向和深度,以免刺伤内脏。针刺治疗一般多在空腹时进行。如患者针后有微痛不适感,可让其稍微休息。

小 结

胃脘痛为临床常见疾病,可见于胃及十二指肠溃疡、急性或慢性胃炎、神经症等,多由饮食不节、感寒受冷、情志抑郁等所致。胃脘痛以上腹部疼痛为主症,多伴有恶心呕吐、胀满嗳气、疼痛拒按或喜温喜按。脉象沉滑属实,沉细弦为虚。治疗胃脘痛,以和胃止痛为主要治则。

主穴:中脘、足三里、内关。

饮食积滞则胀痛拒按,配梁门、内庭、公孙。

胃寒凝滞则呕吐清水,得热痛减,脉迟,配脾俞、胃俞、气海,并用灸法。

情志抑郁则肝气犯胃,痛及两胁,配阳陵泉、太冲。

第六节　呃　逆

杨介宾验案 ▶▶▶

◇杨某,男,30 岁。

【主　诉】呃逆有声 10 天。

【现病史】10 天前,患者午餐后出现不自主的呃逆,曾口服药物和肌内注射盐酸哌甲酯(利他林)、地西泮(安定)、谷维素等药无效。

【刻下症】呃逆,其声连连,响亮有力,影响呼吸和说话;气短而促,昼夜不停,夜不能寐,伴脘腹痞闷,反酸,胃灼热,头身、胸胁抽掣作痛,倦怠乏力。患者形体壮实,表情痛苦。

【舌脉诊】舌苔薄白,脉象弦滑。

【辨　证】本病古代称"哕",胃气以降为和,因其气逆于上,发为呃逆。

【诊　断】西医诊断:膈肌痉挛。

中医诊断:呃逆(胃失和降)。

【治　则】宽胸顺气,和中降逆。

【治　疗】穴位选取膻中、膈俞、中脘、内关、颈 3～颈 4 夹脊穴、足三里。膻中沿皮直透中脘;膈俞针刺 1.5 寸,针向脊柱;内关透外关;针刺颈 3～颈 4 夹脊穴,针向脊柱,斜刺 1.5 寸;中脘、足三里常规针刺。以上处方,针、罐同施。

【疗　效】10 分钟后呃逆减少,半小时后停止,当晚酣睡 10 小时。为了巩固疗效,翌日又针刺一次,观察1周,未复发。

【点　睛】本病古代称为"哕",因其气逆于上,呃逆有声,故名呃逆。膻中宽胸顺气;膈俞宽胸利膈;中脘系腑之会,胃之募,调中和胃以降逆;内关透外关,针感直达胸胁,疏调上、中、下三焦之气机;足三里乃胃之合穴,针刺通调腑气;颈部夹脊穴舒胸快膈。

小　结

呃逆多由饮食不节,伤及中土,胃失和降,气机逆乱而成。杨介宾教授治疗本病常以宽胸顺气、和中降逆为法。

主穴:膻中、膈俞、中脘、内关。

辅穴:颈3～颈4夹脊穴、足三里。

以上主、辅穴,远近相伍,组成两组处方,交换治疗,用28号毫针强刺激泻法,留针半小时,每3分钟提插捻转1次,必须得气,出针后加拔罐,以皮肤呈紫红色为度,一般患者当即获效。病之浅者,单刺内关或颈部夹脊穴,大都能顿时停止。

临证治疗呃逆取常用穴位无效时,还可按压或针刺翳风穴,往往奏效。

第七节 腹 痛

冯润身验案 ▶▶▶

◇樊某,男,37 岁。

【主 诉】腹痛 1 天。

【现病史】患者日间因食生冷,胃脘时时作胀,就寝后,渐觉腹痛上冲,攻痛自脐下始,犹如以手臂上撞心胸,每 3~5 分钟阵发一次。夜半后,攻痛益甚,蜷卧辗转,不得安卧,遂来就诊。

【刻下症】面色青黄,口唇淡紫,肘、膝以下逆冷,脘腹拒按,腹肌紧张,大汗淋漓,频频呕吐,口渴欲热饮,小便短少,大便 2 日未行。

【舌脉诊】舌苔薄而燥,脉细弦数、沉取无力。

【辨 证】本例患者肾阳素虚,复感阴寒,引动下焦寒气上迫心胸,发为奔豚。

【诊 断】西医诊断:腹痛待查。

中医诊断:奔豚(寒气上迫)。

【治 则】温补脾肾,散寒降逆。

【治 法】针刺关元、足三里、三阴交、照海、太冲。

【疗 效】进针后用补法,攻痛顿减。再施以温针灸,使热力深达穴下,十余分钟后,攻痛若失,30 分钟后出针。

【点 睛】关元温下元;足三里健脾胃;三阴交温运脾阳,使肾阳得复,脾能运化;再配以太冲、照海以平肝气之上逆,故能收到温脾阳、助肾气、散寒降逆之效。

程莘农验案 ▶▶▶

◇金某,男,25 岁,1984 年 1 月 21 日初诊。

【主　诉】脐周阵发性疼痛 1 年余。

【现病史】1 年前患者突感脐周阵发性疼痛,每次发作持续十几个小时才逐渐缓解,此症约每月发作一次。今年打过蛔虫,量不多。

【刻下症】脐周阵发性疼痛,性质为绞痛,伴恶心呕吐、纳差、眠差,大便干,每日 1 次,小便正常。

【舌脉诊】舌尖红,苔白,脉沉细弦。

【辨　证】本病因蛔虫内扰,阻滞肠道气机,遂出现脐周阵发性绞痛;恶心呕吐为腑气不通降,蛔虫阻滞所致。

【诊　断】西医诊断:蛔虫病。

　　　　　中医诊断:腹痛(中气虚寒,蛔虫内扰)。

【治　则】温中补虚,理气止痛。

【治　法】穴位选取内关、公孙、足三里、三阴交、下脘、气海、天枢。天枢用灸法,余穴用平补平泻法。

【点　睛】这是一例与蛔虫内扰有关的腹痛,病久则脏腑气机不利,经脉失养,故治以温中补虚、理气止痛。

小 结

腹痛是指胃脘以下,耻骨毛际以上部位发生的疼痛。足太阴、足阳明经别入腹里,足厥阴经入小腹,任脉循腹里,因此,腹痛与这4条经脉密切相关。

主穴:中脘、天枢、足三里、三阴交、太冲。

寒邪内阻配神阙、公孙;湿热壅滞配阴陵泉、内庭;中虚脏寒配关元、脾俞、胃俞、章门。

第八节 泄 泻

楼百层验案 ▶▶▶

◇章某,女,42 岁。

【主 诉】大便稀溏 1 年。

【现病史】患者 1 年前因饮食不慎而致大便稀溏。

【刻下症】便溏,夹杂未消化食物残渣,大便每日 2 ~ 3 次。腹胀不舒,肢软神疲,饮食乏味,胃纳不佳,面色萎黄,精神不振。

【舌脉诊】舌嫩苔白,脉濡细。

【辨 证】本病由饮食不慎导致脾胃虚弱,健运失司所致。舌嫩苔白,脉濡细均为脾虚之象。

【诊 断】西医诊断:腹泻。

中医诊断:泄泻(脾胃虚弱)。

【治 则】健脾和胃止泻。

【治 法】穴位选取脾俞、天枢、足三里。诸穴用提插补法。

【疗 效】治疗 3 次后,大便转干;治疗 6 次后,大便正常。半年后随访,泄泻未复发。

【点 睛】背俞穴是脏腑经气输注于背腰部的腧穴,募穴是脏腑经气汇集于胸腹部的腧穴。脾之背俞穴脾俞、大肠经之募穴天枢,再加上胃经之合穴足三里,三穴相配,以健脾和胃,调理胃肠之气。

小 结

　　泄泻是指大便稀薄,次数增多的病症而言。它包括急、慢性肠炎,肠结核或肠功能紊乱等。根据发病的新旧缓急,泄泻分为急性泄泻和慢性泄泻两类。急性泄泻迁移日久,也能转为慢性泄泻。

　　主穴:中脘、天枢、大肠俞、足三里。

　　因于外邪配大椎、曲池、合谷;因于寒湿配气海;因于湿热配内庭、阴陵泉、合谷;脾虚配章门、太白;肾虚配肾俞、命门、太溪、关元、百会。

第九节 便 秘

杨介宾验案 ▶▶▶

◇王某,男,40 岁,1964 年 3 月 17 日初诊。

【主 诉】大便艰涩难排 2 个月。

【现病史】患者 2 个月前因饮食不慎致腹泻无度,治愈后出现大便秘结。

【刻下症】大便秘结,3～4 日一行,大便艰涩、量少而状如羊粪,伴脘腹痞满不适、纳差、小便清利。天枢穴有压痛。

【舌脉诊】舌淡红,苔薄黄腻,脉沉实。

【辨 证】本案便秘初起是由于腹泻多用苦温燥湿之品,使得热结阳明,肠燥津枯,气机郁滞,肠道传送失常所致,故大便艰涩、量少而状如羊粪;脉沉实为内有燥粪之象。

【诊 断】西医诊断:便秘。

中医诊断:便秘(气滞肠燥津枯)。

【治 则】通调腑气,润燥滋肠。

【治 法】针刺支沟、天枢、大肠俞、照海。每日 1 次,留针 30 分钟,每 3 分钟行针 1 次。

【疗 效】针刺 1 次后,患者即有便意;治疗 2 次后,大便能正常排出,便中带有黏液;治疗 3 次后,每日晨起,患者能自行排出成形软便;治疗 4 次后,大便恢复正常。

【点　睛】气滞肠燥便秘治宜以通调腑气,润燥滋肠为法。近取大肠背俞穴大肠俞与募穴天枢,直接通调腑气;远取络穴支沟,其脉布达三焦,刺之以宣通气机,使传导恢复正常;肾主水,藏精,精血同源,远取照海以滋阴润燥。数穴同用,使三焦得通,津液得下,胃气得和,共奏增水行舟之效。

楼百层验案 ▶▶▶

◇杜某,女,50 岁。

【主　诉】大便艰难 2 年余。

【现病史】患者无明显诱因出现便秘。

【刻下症】大便艰涩难排,3～5 日一行,数月来间隔 7～8 日始能排便 1 次,仍不通畅,伴腹胀、纳差。

【舌脉诊】苔滑,脉弦。

【辨　证】本例患者因肠胃气机郁滞,腑气不通,传导功能失常,故而便秘。

【诊　断】西医诊断:便秘。

中医诊断:便秘(气机郁滞)。

【治　则】调理气机,通腑利便。

【治　法】针刺大肠俞、大横、支沟。诸穴用提插泻法,每日 1 次。

【疗　效】每次针后 1 小时内患者能排少量便,但逾时就很难排出,嘱其每日规定时间如厕,以配合针刺治疗。治疗 10 次后,大便已趋于正常。

【点　睛】大肠俞疏通大肠腑气,大横运脾通便,支沟宣通三焦气机,合而用之,则大便自通。现代病理学认为,造成便秘的原因主要是由于大肠蠕动功能的减弱,故而可运用刺激量较轻的提插泻法以促使其肠蠕动增强,若以强刺激泻法来治疗,则会抑制肠蠕动。

小　结

便秘是指大便困难,排便间隔时间延长,或虽有便意,但排便困难的一类病症。本病有虚、实之分,邪滞胃肠,壅塞不通为实;肠失濡润,推动无力则为虚。在治疗上宜疏通肠胃,润肠导滞。

主穴:天枢、大肠俞、足三里、支沟。

腹胀配中脘、气海;肠道实热配曲池、合谷、次髎;气血虚弱配脾俞、肾俞。

第十节 癃 闭

陆瘦燕验案 ▶▶▶▶

◇刘某,男,51 岁,1962 年 12 月 7 日会诊。

【主 诉】小便频数不利十余年。

【现病史】患者于 1950 年因腰椎骨折后,十余年来小便频数不利。

【刻下症】小便频数不利,尿质浑浊,大便不坚。按脐下悸动应指,小腹弛软,命门、腰阳关重按有酸胀感。

【舌脉诊】舌胖,苔垢腻,脉细弦而数,两尺虚浮,右足太溪沉微甚于左足,冲阳独盛,太冲弦大。

【辨 证】膀胱者,州都之官,津液藏焉,气化则能出矣,故膀胱不利为癃。三焦者,决渎之官,水道出焉,故三焦实则为闭。癃与闭是为二证,闭者小便不通,癃者小便不利,欲解不解,屡出而短少。《素问·骨空论》云:"督脉者……男子循茎下至篡……此生病……癃、痔、遗溺。"本例患者起病于腰椎骨折,为督脉损伤,脉气空虚,而致下元不足,膀胱气化因而失司,复为湿热之邪侵袭,而成癃证。两尺虚浮,太溪沉微,为肾虚下元不足之征象;脉弦数是有热象;尿液浑浊是湿热下注之象。

【诊 断】西医诊断:膀胱炎,腰椎骨折。

中医诊断:癃证(虚中夹实)。

【治 则】填元阳,补肾督,清湿热,利水道。

【治　法】穴位选取中极、气海、阴谷、太溪、膏肓、水道、三阴交、腰阳关、膀胱俞、三焦俞、委阳。诸穴用提插补泻法，委阳、膀胱俞、三阴交、三焦俞、水道用泻法，余穴用补法。留针 15 分钟，隔日治疗 1 次，12 次为 1 个疗程。

【疗　效】经治疗后，患者小便次数减少。

【点　睛】陆老泻委阳（三焦下合穴），配三焦俞、膀胱俞以清三焦、膀胱湿热之邪；泻水道、三阴交以通淋利水；补阴谷（足少阴之合穴）、太溪（足少阴之原穴）、膏肓（足少阴从此入属肾脏，下络膀胱）、气海（元气升发之海），以补肾元；补腰阳关以填补督阳；补中极（膀胱之募）以助膀胱气化。此因膀胱虚中有实，故泻背俞穴以泻邪热，补腹部募穴以扶真元，此亦补中有泻、先补后泻之法。

杨永璇验案 ▶▶▶

◇王某，男，20 岁。

【主　诉】小便不通 2 天。

【现病史】患者有精神疾病，因跳楼跌断左足而截肢，术后突然出现小便不通。

【刻下症】小便不通，少腹胀满。

【舌脉诊】舌红，苔黄微腻，脉寸关盛、尺细。

【辨　证】《素问·宣明五气》载："膀胱不利为癃。"癃因下焦气化不利或湿热蕴结，脉络瘀阻，以致膀胱通调失司而成，多为实证。本例患者小便不通，少腹胀满，是为膻中之气不下行。暴病属热；点滴不出，脉形为上盛下虚。

【诊　断】西医诊断:尿闭。

中医诊断:癃闭(上盛下虚)。

【治　则】泻实补虚。

【治　法】穴位选取偏历、列缺以及右侧的曲泉、阴陵泉、太溪。诸穴用徐疾补泻法,太溪用补法,余穴用泻法。

【疗　效】针灸治疗3小时后,患者小便畅通,继用前法以巩固疗效。

【点　睛】杨老用泻实补虚法,急泻太阴、厥阴以下之,补少阴以去之,使气顺而小便自通。

曹怀仁验案 ▶▶▶

◇章某,男,28岁。

【主　诉】小便不利2天,点滴不下1天。

【现病史】患者感冒十余日未愈,又续发小便困难。

【刻下症】患者小便困难,8小时仅排尿40 mL,以后24小时小便点滴不下,少腹胀痛难忍,头汗大出,四肢发凉。查体:少腹部膀胱处明显膨隆。

【舌脉诊】舌淡红,脉浮紧。

【辨　证】本例患者是由于感冒不愈而发为癃闭,是外邪郁闭肺卫,致使肺气宣降不利,上焦不得宣发,水道通调受阻而造成的小便点滴不下。

【诊　断】西医诊断:尿闭。

中医诊断:癃闭(邪闭肺卫)。

【治　则】宣发肺气,调理下焦。

【治　疗】穴位选取列缺、太渊、关元、照海。列缺、太渊各留针10分钟;关元、照海强刺激,不留针。

【疗　效】针后约 10 分钟,小便排出,诸症消失。

【点　睛】取肺经原穴太渊,八脉交会穴之列缺和照海,以宣发肺气;关元位居下焦,又是任脉与足三阴经之交会穴,是治疗癃闭的要穴之一,正如《针灸资生经》所云:"关元主三十六疾病不得小便",配合肾经之照海,助下焦气化。

小 结

癃闭是指排尿困难,点滴而下,甚至闭塞不通的病症。本病有下焦湿热、肾阳不足和外伤等不同病因。

主穴:中极、三阴交、次髎。

下焦湿热配阴陵泉、膀胱俞;肾阳不足配肾俞、关元,加灸;外伤配三焦俞、气海。

临证治疗闭证,若取常用穴(如中极、关元、气海、三阴交)无效时,根据足厥阴肝经"循股,入阴中,环阴器,抵小腹",针足五里往往可奏效。

第十一节 淋 证

杨甲三验案 ▶▶▶

◇患者,男,77 岁,1996 年 8 月 26 日初诊。

【主　诉】小便频数 10 天。

【现病史】患者小便频数,在他院被确诊为前列腺增生。服用西药后,症状无明显改善,建议行手术治疗。患者因心脏装有起搏器,不愿意接受手术,要求针灸治疗。

【刻下症】患者小便频数,白天约 1 小时 1 次,夜间 6 ~ 7 次,伴小腹胀痛。

【舌脉诊】舌淡红,苔薄白,脉沉细。

【辨　证】前列腺增生是老年男性的常见病,轻者表现为排尿不畅,小便次数增多,淋沥不尽,重者甚至点滴不出,分别属于中医学的淋证和癃闭。淋证的病机主要为肾气亏虚,三焦气化不利,膀胱开阖失司,湿邪留滞,郁而化热,湿热结于下焦,则成虚实夹杂之证。

【诊　断】西医诊断:前列腺增生。

　　　　　中医诊断:淋证(气淋虚证)。

【治　则】补益元气,调畅气机。

【治　法】穴位选取列缺、照海、三阴交。诸穴用中等刺激补法,隔日治疗 1 次。

疗　效：针后小便次数减少,夜间减为 2 次。治疗 10 次后,病情稳定,患者停止治疗。

复诊：2 个月后患者再次就诊,自述停针 1 周后小便次数又增加,夜间 4～5次,近日又伴有头痛、头晕、乏力、纳差。治疗取列缺、照海、三阴交、风池、百会、合谷。针后夜间小便变为 2～3 次,头痛、头晕减轻,精神好转。共针 1 月余(大约 15 次),小便保持夜间1～2 次,偶有 3 次,仍有小腹不适感。停针 3 个月后随访,病情稳定。

【点　睛】杨老认为淋证的治疗要点在于补益元气、调畅三焦气机,基本处方用列缺、照海相配。列缺是肺经络穴,同时在八脉交会穴中通任脉,一方面能开宣肺气、通调水道,另一方面可调补肾气,故主“小便数而欠”,配照海调补肾气,以助膀胱气化。虚象明显者配三阴交、肾俞、膀胱俞补益肾气,湿热明显伴有尿痛者配阴谷、关元清热利湿。

第十二节 水 肿

陆瘦燕验案 ▶▶▶

◇徐某,女,54岁。

【主 诉】全身水肿2个月。

【现病史】肿由下肢而起,渐延及腹、面,致腹、面水肿。

【刻下症】全身水肿,神倦肢冷,脘闷腹胀,食欲缺乏,大便溏薄,小便短涩。

【舌脉诊】舌淡胖,苔白滑,脉沉细。

【辨 证】本例患者纳呆溲短,大便溏薄,脉沉细,舌淡胖,是脾肾阳虚之象。按脉证论,是为阴水之候。

【诊 断】西医诊断:肾炎水肿。

中医诊断:水肿(脾肾阳虚)。

【治 则】温阳健脾,行气利水。

【治 法】穴位选取肺俞、脾俞、肾俞、气海、水分。水分用灸法,灸5~10分钟;余穴用补法。脾俞、肾俞提插捻转,温针灸;气海提插不留针。

【疗 效】二诊:患者遍身水肿已去其半,诸症减轻;仍有便溏,小便清长,舌淡,苔白,脉沉细。一诊方加阴陵泉。阴陵泉先补后泻,再温针灸。余穴用法同一诊。

三诊:患者遍身水肿基本消失,食欲增加,精神好转,腹胀消失,大小便正常,舌质略淡,苔薄白。再温阳培土以巩固之。穴位选取脾俞、肾俞、气海、足三里。诸穴均用补法。脾俞、肾俞不留针;余穴温针灸。

【点　睛】陆老取肺俞以补肺行气;脾俞运土以治水;肾俞益肾而温阳;加用气海补益真元;灸水分利小便而洁净府。故针后小便增多,水肿消退。二诊加阴陵泉,脾(土)经之水穴,补之以扶土,泻之以利水,补泻兼施,是陆老手法之妙用,故针后小便通利,水肿消失。三诊邪去正虚,增加培土之法巩固而愈。

郑艺钟验案 ▶▶▶

◇任某,女,21岁,1960年2月9日初诊。

【主　诉】面浮足肿,腰痛反复发作半年。

【现病史】患者半年前因肾盂肾炎入院治疗,好转后出院,此后经常复发,受凉后尤甚,今又因面浮足肿来诊。

【刻下症】患者面浮足肿,伴腰痛、尿频、尿急。尿常规:蛋白(＋),白细胞(＋),扁平细胞(＋),红细胞每高倍视野1~4个。

【舌脉诊】舌淡红,苔薄白,脉沉缓。

【辨　证】本例患者病情迁延日久,导致肾气虚弱,命火不温,分利失司,变为虚寒之候。

【诊　断】西医诊断:肾盂肾炎。

中医诊断:水肿(肾气虚弱)。

【治　则】温补命门。

【治　法】用艾条温和灸(肾俞),每日1次,每次30分钟。

【疗　效】治疗1次后,症状明显好转;治疗10次后,临床症状消失,尿常规正常。1 年后随访未复发。

【点　睛】独灸肾俞,温补命门,以摄膀胱。

小 结

　　水肿的发生主要是由于肺、脾、肾三脏的功能失职,导致水湿泛滥,溢于肌肤所致。治疗水肿,必须辨别阴水和阳水,在表和在里,属虚与属实。

　　外感风湿,邪气留恋,多为阳水;阳水发病较急,一般从头面先肿,后及全身。劳倦内伤,阳气衰微,多成阴水;阴水发病较缓,先从脚趾肿起,也有眼睑先肿者,然后渐及全身。

　　阳水主穴:合谷、曲池、列缺、肺俞。

　　阴水主穴:脾俞、肾俞、气海、水分、阴陵泉。

　　面部肿甚配人中;上肢肿甚配偏历;下肢肿甚日久不消,可用粗针针刺三阴交、足临泣以泄水。

第十三节　消　渴

王法祥验案 ▶▶▶▶

◇赵某,女,49 岁,1995 年 3 月 7 日初诊。

【主　诉】下肢疼痛 3 周。

【现病史】患者患糖尿病 3 年,3 周前出现下肢疼痛,前来就诊。

【刻下症】患者下肢疼痛,伴有口干、口渴、体倦乏力、易怒、头晕耳鸣。检查:空腹血糖为 14 mmol/L,尿糖(＋＋＋)。

【舌脉诊】舌暗,脉细。

【辨　证】消渴导致的肢体疼痛多与五脏柔弱,气血不足,阴津亏虚,经枯脉痹关系密切;病性上以虚为主,兼有瘀实。

【诊　断】西医诊断:2 型糖尿病。

中医诊断:消渴(气阴不足,脉络瘀阻)。

【治　则】益气养阴,活血通络。

【治　法】针刺脾俞、肾俞、委中、足三里、承山、三阴交、太溪、然谷。进针后要求得气。足三里用补法,余穴用平补平泻法。每日 1 次,15 次为 1 个疗程。

【疗　效】经 1 个疗程治疗后,患者疼痛、口渴症状明显改善,空腹血糖降为 8 mmol/L;又治疗 1 个疗程,疼痛等症状消失。随访 1 周,病情稳定。

【点　睛】本例是消渴引起的下肢疼痛,脾、肾二脏对消渴的治疗至关重要。诚如《针灸大成》总结,消渴"皆为肾水枯竭,水火不济,脾肾俱败"之故。本案用脾俞、肾俞、足三里、三阴交、太溪、然谷以治其根;委中、承山缓其痛结。

王宏才验案 ▶▶▶

◇芦某,男,49 岁,2011 年 2 月 24 日初诊。

【主　诉】血糖升高 10 年,失眠 5 年,加重 1 个月。

【现病史】患者 10 年前确诊为 2 型糖尿病,伴口渴,用胰岛素控制效果不稳定。5 年前无明显诱因开始出现失眠,影响工作、生活,经中、西医药物治疗,疗效不显。1 个月前失眠加重,为求进一步治疗,前来就诊。

【刻下症】就诊时,患者伴有严重乏力,便秘,胃脘部胀满,怕冷,四肢不温,面色㿠白等。血糖时高时低,不稳定,胰岛素用量每日 28 单位,早、中、晚、睡前分别为 6、7、7、8 单位。

【舌脉诊】舌偏暗,苔薄白,脉细弦。

【辨　证】患者脾气虚,运化水谷无力,故乏力、便秘、胃脘胀满、面色㿠白;肾阴不足,不能潜制心火而失眠;气阴虚久,累及肾阳而怕冷、四肢不温。

【诊　断】西医诊断:糖尿病合并失眠。

　　　　　中医诊断:消渴,不寐(气阴两虚,肾阳不足)。

【治　则】益气养阴,温阳通络。

【治　法】胸组穴:印堂、神门、中脘(加灸)、足三里、三阴交、然谷、太冲、关元(灸)。除关元以外,均留针 30 分钟。

　　　背组穴:心俞、肝俞、脾俞、肺俞、肾俞,用梅花针叩刺各 5 分钟。

【疗　效】每次治疗先胸组,后背组,每周 2 次。复诊情况如下。

2月26日：睡眠仍差,加神庭、百会、内关。

3月5日：血糖平稳,便秘改善,乏力、怕冷好转,睡眠仍差。胰岛素早、中、晚、睡前分别减至4、5、5、5单位。

3月9日：血糖稳定,睡眠稍有好转,胰岛素减至2、3、3、3单位。继续坚持每周2次的治疗。

3月24日：加灸命门。

3月31日：失眠、怕冷等症状改善明显,二便通畅。继续治疗。

4月14日：血糖稳定,诸症进一步好转,胰岛素减至午饭和晚饭后各3单位。继续治疗,并服用阿卡波糖,每次50 mg,每日3次。

4月28日：血糖稳定,睡眠可,气力足。嘱其减去胰岛素,继续上述方案治疗2周。

本例患者治疗2月余,随访半年,效果稳固。

【点　睛】本案患者病标为失眠、便秘等,病本在消渴。《灵枢·五变》云："五脏皆柔弱者,善病消瘅。"故以五脏背俞穴而调之。然五脏皆病又重在先、后天,本案患者失眠、便秘亦由脾肾两虚所致,故以印堂、神门等以缓其标,中脘、足三里、三阴交、然谷等以壮其虚。患者脉象兼弦,以太冲疏肝而助五脏通运。

小 结

消渴即西医学之糖尿病,与上、中、下三焦有关,疾病与五脏均有联系,其中以脾、肾两脏为要。本病初期多以热邪伤津,阴虚燥热为主。口渴、多食是糖尿病初期的典型表现。热邪耗伤肺阴、脾阴,津液不能上承则口渴。热邪不仅伤津,还可使胃火炽盛,引起多食善饥。早期除阴虚燥热外,还会伴有脾虚和肾虚。尿甜是由于脾虚水谷不得充分运化直接下流膀胱,多尿乃肾气不能固摄的结果。本病到了中期,由于阴损,气随阴伤,因此多出现气阴两伤的特点。同时,由于气虚,还会出现血络瘀阻的病理改变,脏腑的损伤从程度和范围上都有可能扩大,兼夹症开始出现。到了晚期,气阴两虚进一步发展,瘀血阻脉严重,还可能出现阴阳俱虚、多脏同病的特点。因此,晚期消渴病机复杂,兼夹症多。

消渴由于病情十分复杂,故治法也很多,常见的有清热润燥、益气养阴、补肾固本、活血通络、凉血活血等。

针灸治疗消渴常用的穴位如下。

胸组:然谷、太溪、三阴交、足三里、内关。

背组:脾俞、肾俞、膈俞。

口渴配鱼际;多食配内庭;多尿配关元;下肢疼痛或麻木配委中、承山、昆仑和太溪对刺;血压高配太冲、人迎;便秘配天枢、支沟、丰隆;腹泻配天枢、上巨虚、下巨虚;眼病配睛明、太冲;心悸配神门、内关;失眠配神门、三阴交;胸闷配中脘、内关;胸痛配膻中、内关;多汗配合谷、复溜;盗汗配后溪、阴郄;皮肤瘙痒配曲池、血海;阴痒配蠡沟;阳痿配大赫、关元、太冲。

第十四节 心 悸

陆瘦燕验案 ▶▶▶

◇李某,男,50岁。

【主　诉】自觉心脏时时悸动半年。

【现病史】患者半年前因事业失败,抑郁寡欢,久之致心悸之病。

【刻下症】心脏时时悸动,恐惧而睡眠不佳,面色潮红。

【舌脉诊】舌红瘦,苔薄黄腻,尺脉细弱、寸脉动甚。

【辨　证】《黄帝内经》云:"思想无穷,所愿不得",这些皆是郁证之病因。郁之既久,化火生痰,内耗阴血,痰因火动,则干扰心君,血不养心,则神气失守,以致病发心悸,恐惧而不能安眠。本例患者即是气郁而生痰火,干扰心君,神气失宁而致。

【诊　断】西医诊断:心悸。

　　　　　中医诊断:心悸(痰火扰心)。

【治　则】宽胸解郁,豁痰宁神。

【治　法】穴位选取心俞、巨阙、关元、内关、丰隆、行间。诸穴用提插补泻法。关元用补法;内关先行泻法,再施行气法,使气行至胸中;心俞用阴中隐阳法(先泻后补法);余穴均用提插泻法。

【疗　效】治疗3次,患者心悸大减,不再恐惧,之后又治疗1个月,以巩固疗效。

【点　睛】陆老取内关、巨阙宽胸以解郁,兼以宁心。盖心为五脏六腑之主,若心情舒畅,则诸郁不生,配行间泻之以疏肝郁,此木火同治之法。内关施行气法,行气至胸膈,能收功于顷刻,对此法陆老有独到心得。取心俞施阴中隐阳之法,先泻有余之气火,后补之以敛虚阳。补关元以益精气,使精气能上济于心。泻丰隆以降痰浊,使无扰于心君。故三诊而悸减,1 个月而症消。

【按　语】阴中隐阳法——视穴位的可刺程度,分浅、深两层操作。进针后先在深层行泻法,紧提慢按行六数,再退到浅层行补法,紧按慢提行九数,是一种先泻后补的方法,用于治疗先热后寒的病症。阳中隐阴的操作方法与阴中隐阳相反,两法均属于补泻兼施法,适用于虚实夹杂之证。

阳中隐阴的具体操作方法见本章第二十七节之杨永璇验案。

程莘农验案 ▶▶▶

◇吴某,女,48 岁,1992 年 5 月 11 日初诊。

【主　诉】心悸、气短 4 年余。

【现病史】病初患者曾于北京某医院诊治,未见器质性病变。

【刻下症】心悸气短,失眠健忘,头晕耳鸣,腰背酸楚不适,大便时干,月经量少、提前或错后,色黑有块,面色少泽。

【舌脉诊】舌质红,舌体瘦而有裂纹,苔白,脉沉细弦。

【辨　证】阴血亏虚,虚火上炎,扰乱神明,心神不安,遂成心悸气短、失眠。舌质红、舌体瘦而有裂纹,月经量少均为阴虚火旺之象。

【诊　断】西医诊断:心悸待查。

中医诊断:心悸(阴虚火旺)。

【治　则】滋阴降火,宁心安神。

【治　法】穴位选取巨阙、膻中、心俞、肾俞、大陵、内关、神门、三阴交、太溪、太冲。心俞、肾俞用快针；三阴交、太溪用补法；余穴用平补平泻法。

【疗　效】治疗1个疗程后，患者心悸气短减轻；又间断治疗2个疗程，病情平稳，偶有发作。

【点　睛】心俞为心之背俞穴，巨阙为心之募穴，内关为心包经络穴，膻中为气会，四穴合用可益气养血、养心定悸；再配它穴，共奏滋阴降火、宁心安神之效。

周允娴验案 ▶▶▶

◇贺某，女，75岁。

【主　诉】心悸、心前区疼痛2月余。

【现病史】从2个月前开始，患者自觉心前区疼痛，每天发作十余次，其疼痛为针刺样，伴心悸、气短、胸闷和全身乏力。检查心电图示左心室肥大，ST段和T波改变，偶有室性期前收缩。患者遂住院，服中、西药治疗好转后出院。

【刻下症】出院后，心前区疼痛仅偶有发作，但频发期前收缩。西医建议安装起搏器，但患者未接受而来针灸门诊，要求试用针刺治疗。纳可，眠尚佳，二便调。血压130/86 mmHg。

【舌脉诊】舌质淡，舌尖、边有少量紫斑，苔薄白。脉细结代，有间歇（每分钟5~6次）。

【辨　证】心气虚，推动血行乏力，导致心血瘀阻，出现心前区疼痛；心气虚且气来不匀而感心悸；脉搏时有间歇，故有结代脉；气虚不得上营于舌而舌淡，舌上紫斑提示血瘀。

【诊　断】西医诊断:冠心病。

　　　　　　中医诊断:胸痹(气虚血瘀)。

【治　则】补益心气,活血化瘀。

【治　法】取穴以心经、心包经及背俞穴、募穴为主。针刺心俞、厥阴俞、膈俞、膻中、巨阙、气海、内关、三阴交。诸穴用平补平泻法。

【疗　效】按上穴针刺1次后,心痛发作明显减少;1个疗程(10次)后,心痛基本停止发作;继续治疗2个疗程后,室性期前收缩出现次数亦明显减少。

【点　睛】厥阴俞、心俞、膻中、巨阙为心包经及心经的俞募配穴,善治心病。膈俞活血化瘀;气海益气行气;内关为心包经络穴,又是八脉交会穴之一,善治心胸病,还可行气止痛、理气益气;三阴交为治心病的经验穴。

小结

　　"有感而心动"谓惊,"无惊而自动"谓悸。治疗惊悸,以心经的俞、募穴为主,多采用俞募配穴法。

　　常用腧穴:心俞、巨阙、神门、内关。

　　心血不足者可配脾俞、胃俞,以益生化之源;阴虚火旺者配肝俞、肾俞、太冲、太溪,滋阴平肝,交通心肾;阳虚饮逆者配关元、膻中、足三里,健脾温阳化饮;突受惊恐者配四神聪、印堂,定惊宁志。

第十五节 不 寐

陆瘦燕验案 ▶▶▶

◇李某,男,33 岁。

【主 诉】入睡困难半年。

【现病史】患者入睡困难已有半年,时作时止,近来加重,未经治疗。

【刻下症】入睡困难,头晕耳鸣,口干心烦,遗精腰酸。

【舌脉诊】舌质红,少苔,脉细数。

【辨 证】心为神气之宅,肾为精气之舍。本例患者头晕耳鸣、遗精腰酸是肾精不足之征;口干心烦是阴虚火旺之象;舌红,脉数是虚火上炎之表现。

【诊 断】西医诊断:失眠。

中医诊断:不寐(心肾不交)。

【治 则】壮水制火,交通心肾。

【治 法】穴位选取心俞、肾俞、神门、三阴交。心俞用米粒灸,灸 3 壮;余穴用提插补泻法,不留针,其中肾俞、三阴交用补法,神门用泻法。

【疗 效】二诊:病情改善,舌红,脉细。穴位选取厥阴俞、肾俞、三阴交、太溪、神门、内关。厥阴俞用米粒灸,灸 3 壮;余穴用提插补泻法,不留针,其中肾俞、三阴交、太溪用补法,神门、内关用泻法。

三诊:已能酣然入眠,精神大振,头晕耳鸣、口干心烦已除,尚觉乏力,舌红少苔,脉细。再以交通心肾之法治之,佐以调补脾胃,益血养神,以巩固之。穴位选取内关、神门、三阴交、脾俞、足三里、太溪。诸穴用提插补泻法,不留针,其中内关、神门用泻法,余穴用补法。

【点　睛】陆老针对不寐,治以壮水制火,交通心肾之法。灸心俞3壮,此为用灸法作泻,意在引导火气外出,一般灸1~3壮,不需多灸。泻神门亦可清心火,安神明。补肾俞、三阴交以壮水源而制阳光。二诊改灸厥阴俞3壮,亦泻心有余之气火,并取内关用泻法,以加强泻火安神之效,更补太溪以强化滋水之力。三诊停灸,并加用脾俞、足三里以调补脾胃,益营血而安神明。半载之疾,治疗3次,即得痊愈。

肖少卿验案 ▶▶▶ ▶

◇李某,女,67岁,1994年10月24日初诊。

【主　诉】失眠30余年,加重1年。

【现病史】患者失眠30余年,1年前因丈夫病故而失眠加重,对安眠药有依赖性,否则通宵难寐。1992年胆囊切除后一直消化不良,伴有腹泻。

【刻下症】失眠,通宵难寐,寐则噩梦纷纭,伴头昏,神情呆滞,精神忧郁。平素多思善虑,纳少,便溏。

【舌脉诊】舌淡,苔白腻,脉弦滑。

【辨　证】本例患者平素多愁善感,肝气易于郁结,加上情志刺激,使肝郁更甚,且肝气横逆侵犯中州,胆囊切除术亦破坏了中焦之气,故而脾虚胃弱,健运失常,痰湿内生。肝气与痰浊相搏,上蒙心窍,故而心神不宁,夜寐不安。

【诊　断】西医诊断:失眠。

中医诊断:不寐(痰凝气滞,心神不宁)。

【治　　则】豁痰解郁,宁心安神。

【治　　法】穴位选取百会、印堂、定神、神门、间使、足三里、丰隆、三阴交、太冲。诸穴用平补平泻法,留针 20 分钟,10 分钟行针 1 次。每日治疗 1 次。

【疗　　效】二诊时,患者诉针刺后自觉心情舒畅,但夜寐仍不佳,守前方继续治疗。三诊时,患者诉不服安眠药能睡 5 小时;以后睡眠时间陆续增加。针治 1 个疗程后,睡眠稳定在 10 小时左右,无梦,纳谷佳,脉来缓而有力,舌苔及舌质均趋于正常。

【点　　睛】肖老所用腧穴中,印堂、定神虽为奇穴,但二穴均位于督脉上,故与百会相配,可通调督脉经气以开窍醒神;神门、间使疏通心经及心包经经气以宁心益智;足三里、三阴交、丰隆健脾利湿化痰;太冲疏肝理气解郁。诸穴合用,共奏豁痰解郁、宁心安神之功。

【按　　语】定神——在人中沟下 1/3 与中 1/3 的交点处。用 3 寸毫针,进针时提捏皮肤,针尖以 15°角快速刺入皮下 2.5 寸左右,此穴酸胀感极强,针时患者往往不能忍受,但进针后片刻患者即感十分轻松,甚至在治疗床上进入梦乡。该穴是肖老治疗心烦失眠的特效穴,他还将其用于治疗癫、狂、痫等一切神志病,均收到了良好的效果。

程莘农验案 ▶▶▶

◇吴某,男,59 岁,1992 年 9 月 12 日初诊。

【主　　诉】失眠 3 年。

【现病史】近 3 年来患者完全依赖安眠药睡觉,2 年前曾于北京某医院检查肝功能,胆红素指标偏高,诊断为胃肠功能紊乱。

【刻下症】入睡难,多梦,劳累后加重,胃脘胀满,纳减,饮用牛奶后易引起腹泻,腰部酸痛不适,矢气频作,大便一日2~3次。

【舌脉诊】舌淡紫,舌尖红,苔白,脉弦。

【辨　证】脾主运化和升清,脾虚则心失所养。胃主受纳和降浊,胃气不和,浊气不降,上扰神明,故失眠。

【诊　断】西医诊断:失眠。

中医诊断:不寐(脾胃不和)。

【治　则】健脾和胃,宁心安神。

【治　法】穴位选取中脘、天枢、气海、内关、神门、足三里、三阴交、太溪。气海、足三里用补法;余穴用平补平泻法。

【疗　效】治疗4个疗程后,脾胃功能渐复,脾胃诸症明显减轻,睡眠渐趋安稳,安眠药已减半服用;又继续间断巩固治疗4个疗程后,患者停服安眠药,每晚能够安睡6~8小时,疾病痊愈。

【点　睛】中脘、天枢、气海、足三里健脾消胀,和胃降浊;内关、神门、三阴交是治疗不寐的经验用穴,内关为心包经络穴,神门为心经原穴,三阴交为脾、肝、肾三经的交会穴,三穴合用,宁心安神;太溪为兼症选穴,配神门可交通心肾。

周允娴验案 ▶▶▶

◇王某,女,45岁。

【主　诉】失眠5年,加重半年。

【现病史】患者因担任公司财务管理一职,深感责任重大,精神压力大,事情不论大小都要反复思考,渐渐地入睡困难,入睡后易惊醒。如此,经常一夜只睡 3～4 小时,甚至通宵不眠。每天服安眠药,由 1 片增至 4 片。自知久服不利于健康,故改服中药,效果不明显,现来门诊寻求针刺治疗。

【刻下症】近半年来患者心烦、急躁、焦虑加重,失眠症状亦加重。服药入睡后,多梦,白天嗜睡,精神恍惚,全身疲乏无力,工作效率低下,记忆力减退,阵阵心慌,食欲不振,口干,二便尚调,月经量较以前少。

【舌脉诊】舌体红胖、有齿痕,苔少、干,脉弦细、微数。

【辨　证】患者因工作紧张,压力大,导致肝气不舒而心烦、急躁、焦虑,日久肝郁化火,上扰心神而有失眠多梦、心悸;肝郁犯脾,致阴血生成不足,焦虑使心的阴血进一步暗耗,心神失养,加重失眠;心脾不足,则疲乏无力,精神恍惚,工作效率降低,记忆力减退;舌红胖、有齿痕,苔少、干为气阴两虚(即脾气虚、心阴虚),肝郁有热;细弦数脉亦为肝郁有热、气阴不足之象。

【诊　断】西医诊断:失眠。

　　　　　中医诊断:不寐(气阴两虚兼肝郁乘脾)。

【治　则】疏肝清热,养心安神。

【治　法】取穴以肝经、心经、心包经、脾经、督脉及背俞穴为主,即百会、四神聪、神门、内关、三阴交、足三里、气海、太冲、肝俞、心俞、脾俞。诸穴用平补平泻法。

【疗　效】治疗前 6 次效果不明显,第 7 次针刺后患者开始睡眠安稳,白天精神较好,思想放松。此后,患者每晚 10 点以后上床,不久可入睡直至第二天凌晨 5 点,即使半夜有时醒来,仍可再入睡。如此共治疗 15 次。

【点　睛】百会、四神聪镇静安神;内关、神门、三阴交、心俞养心安神;肝俞、太冲疏肝,清肝热,养肝;足三里、气海、脾俞健脾益气,助心血、心阴生成而安神。

小　结

　　不寐即失眠，"阳入于阴则寐，阳出于阴则寤。"张景岳认为："寐本乎阴，神其主也，神安则寐，神不安则不寐。"其所以不安者，一由邪气之扰，一由营气之不足。不寐的原因多为心脾不足，阴亏火旺，肝胆火炽，胃中不和；治则为宁心安神。治疗不寐的针刺手法不宜过重，轻刺之意，勿扰乎神，以利疾病的痊愈。

　　主穴：神门、内关、三阴交。

　　心脾不足配心俞、脾俞；阴虚火旺配心俞、肾俞、太溪，或取照海以调整跷脉；肝胆火炽配肝俞、胆俞、行间、完骨；胃中不和配胃俞、中脘、足三里。

第十六节　头　痛

程莘农验案 ▶▶▶

◇李某,男,52岁,1985年11月22日初诊。

【主　诉】右侧头顶部发作性疼痛4天。

【现病史】患者自述近日因工作着急,出现右侧头顶部疼痛。

【刻下症】右侧头顶部疼痛,痛势剧烈,发时以头撞墙为快,每次痛作数秒钟,间隔10分钟到半小时不等。伴头晕,心慌,夜不能寐,口苦,性急,烦躁不宁,大便略干。

【舌脉诊】舌边、尖红,中有黄苔,脉弦。

【辨　证】患者因工作着急导致肝火上攻,肝胆互为表里,肝郁化火,必传胆腑,故出现头晕、口苦、性急、烦躁不宁等症,舌有黄苔、脉弦亦为肝胆火旺之象。

【诊　断】西医诊断:头痛。

中医诊断:头痛(肝火上冲)。

【治　则】清泻肝胆,通络止痛。

【治　法】穴位选取百会、风池、内关、合谷、太冲、阳陵泉,以及右侧的率谷、局部阿是穴。

【疗　效】患者就诊时适逢头痛发作,遂施针治,起针而痛止。次日复诊,患者自述针后仅发作2次,且痛轻微;针治3次而痊愈。为巩固疗效,继续针治 2 次,随访未复发。

【点　睛】合谷、太冲、阳陵泉清泻肝胆之火,降其冲逆;风池、率谷祛风通络,镇惊止痛;阿是穴"以痛为腧";百会为诸阳之会,能清泻诸阳而降逆,亦有上下呼应之功;内关宁心安神。肝得疏泄,火炎自灭,通则不痛,诸症告愈。

孙六合验案一 ▶▶▶

◇患者,男,37 岁。

【主　诉】前额部跳痛数月。

【现病史】患者无明显诱因出现前额部跳痛,前来就诊。

【刻下症】前额部跳痛,早饭后发作,逐渐加重,午后减轻,并逐渐消失,每日如此,历时数月,大便干燥。

【舌脉诊】舌红,苔薄黄,脉洪大。

【辨　证】病在前额,又发病于卯时,正应阳明大肠经主时,证属阳明实热。大便干燥和脉洪大为典型的阳明经实热之象。

【诊　断】西医诊断:头痛。

中医诊断:头痛(实热证)。

【治　则】泻热止痛。

【治　法】穴位选取内庭、合谷,用泻法。

【疗　效】治疗 1 周而愈。

【点　睛】取足阳明经荥穴内庭,一则上病下取,导热下行;二则荥主身热,可以泻阳明邪热;合谷为手阳明经原穴,用泻法可祛热止痛。上下相配,相得益彰。

若症见前额刺痛,痛在晚上或不定时,舌暗紫,脉涩,则辨证为阳明头痛(血瘀证),治取合谷、膈俞、血海、委中,重者加内迎香。合谷为辨经取穴,其他为辨证取穴。膈俞、血海、委中活血祛瘀;内迎香是治疗阳明经头痛的重要穴位,尤其重症患者,可用26号或28号针刺内迎香至鼻根部,点刺出3~5 mL暗黑色血液。

孙六合验案二 ▶▶▶

◇患者,男,26 岁。

【主　诉】侧头痛半个月。

【现病史】患者外伤后侧头痛,在当地针刺治疗半个月,取穴为风池、外关及侧头部多处穴位,疗效不明显,遂来就诊。

【刻下症】侧头痛,痛如针刺。

【舌脉诊】舌有瘀斑,脉弦涩。

【辨　证】本例患者侧头痛因外伤引起,部位属少阳经在头部分布区,辨证属血瘀证。舌有瘀斑,脉弦涩,均为血瘀之象。

【诊　断】西医诊断:头痛。

中医诊断:头痛(血瘀证)。

【治　则】活血祛瘀,通经止痛。

【治　法】穴位选取风池、足临泣、血海、膈俞。风池进针待有沉胀感后,用拇指向前捻转,使针感传向侧头部。

【点　睛】本例患者辨经属少阳头痛,辨证属血瘀证。取风池以活血通经;足临泣为胆经输穴,属木中之木,取之以清热利胆止痛;血海、膈俞活血祛瘀止痛。

若患者侧头痛,头痛如裹,伴头晕或恶心呕吐,辨证为少阳头痛(痰湿瘀滞证),可用头维透角孙,进针3寸左右,行针使针感放射到整个侧头部。选此二穴相透既对经又对证。

孙六合验案三 ▶▶▶

◇患者,女,42岁。

【主　诉】头顶空痛2年余。

【现病史】患者头顶空痛2年余,血压低,经多方针刺治疗效果不佳。

【刻下症】头顶空痛,头部活动时加重,伴失眠。

【辨　证】痛在巅顶,又为空痛,证属肝肾阴虚。

【诊　断】西医诊断:头痛。

中医诊断:头痛(肝肾阴虚证)。

【治　则】补益肝肾,通经止痛。

【治　法】穴位选取涌泉、太溪、百会。诸穴用平补平泻法。

【疗　效】治疗数次,患者病愈而归。1年后,患者旧病复发,仍用上穴,同样收效。

【点　睛】痛在巅顶,证属肝肾阴虚。《肘后歌》云:"顶心头痛眼不开,涌泉下针定安泰。"取涌泉,一则滋养肾水,二则补肝经之母;配肾经原穴太溪,加强滋补肝肾之阴的作用;百会引经气上至病所。穴少而精,对证对经,效如桴鼓。

刘淘新验案 ▶▶▶▶

◇王某,女,28 岁,1999 年 12 月初诊。

【主　诉】头痛 1 年。

【现病史】患者头痛 1 年,自春天起加重;夏天经过一次车祸后,因挥鞭症使头痛更甚,头项部最痛,其次头顶部,头痛牵耳,亦伴头晕。患者常觉头昏沉,左眼睛明穴部寒凉感,对各种光如日光、灯光、烛光等均过敏,大多时间只能处于暗屋内;对居处气味过敏,搬新居后亦然,感觉恶心;情绪因病而低;疲劳,畏寒,骶部冷,饮食喜暖,眠可,月经调,二便调。

【刻下症】头痛昏沉,左眼睛明穴部冷,面色较暗。

【舌脉诊】舌苔白,脉缓沉。

【辨　证】本案例为阳气虚弱,阴寒上逆之证。阳气虚弱故饮食喜暖,畏寒,疲劳,骶部冷,苔白,脉缓沉。寒邪内生上逆,留于足太阳、足厥阴经脉而致头痛,左眼部寒凉。

【诊　断】西医诊断:头痛待查。
　　　　　　中医诊断:头痛(阳气虚弱,阴寒上逆)。

【治　则】温补阳气,散寒止痛。

【治　法】治疗用灸法,依次灸百会、肾俞、涌泉。取百会穴以温散局部寒邪;灸肾俞以壮元阳,灸涌泉呼应百会,以最低位之穴治最高位之疾;又头痛主要涉及足太阳膀胱经,故取表里经之肾经涌泉穴治之。

【疗　效】二诊头痛大减,患者甚喜。又言有一事忘告医生,不知是否有意义。患者言其来自冰岛,一日招待朋友,客人散去后颇觉疲惫,开窗通风,卧床小憩,不料入睡,醒时四肢僵冷,动弹不得,努力活动肢体后从床上坠下,又匍匐至洗手间,设法打开热水而自救成功,之后出现头痛。

此病史补充不但说明了病因,而且解释了为何患者极度畏光。常理是阴盛阳弱者应喜阳(光),但本例内在阴寒盛极而格阳于外,故有此症状。虽然初诊治疗效果很好,但是辨证仍需修正。此例初诊辨为因虚致实,以虚为本,而病史补充说明应为因实致虚,阴寒过盛伤阳,以实为主。治疗亦相应变化,穴位相同,灸治次序相反,先灸涌泉,次肾俞,再百会。三诊患者诸症若失;四诊告愈。

【点　睛】灸法次序自古为"先阳后阴",即先灸上部,后灸下部,先灸背腰,后灸胸腹。一般医生运用灸法治病时多先在身体上部选穴,再于下部选穴应之,以不欲火气炎上而导其下行。此例较为特别,头部受寒极重,故从下至上灸之而欲温热上行,效如桴鼓,是"医贵活法,疗效说话"之明证。

小结

头为诸阳之会,六腑清阳之气、五脏精华之血都会聚于此。不论外感或内伤,皆能导致头部气血失和、经络阻滞而引起疼痛。

外感头痛发病较急,头痛连及项背,痛无休止。风寒头痛伴恶风畏寒,脉浮紧;风热头痛,头痛而胀,伴发热,脉浮数;风湿头痛,头痛如裹,伴肢体困重,脉濡。

内伤头痛发病较缓,多伴头晕。肝阳上亢,有肝阳、肝火、肝风之不同,大都与"肾虚不能涵木,血虚不能养肝"有关,脉多弦;内伤气血虚弱则痛势绵绵,多兼头昏,时轻时重,劳累时加重,脉细弱。

治疗头痛,实证针刺用泻法,虚证针刺用补法。

主穴:百会、风池、太阳、合谷。

前头痛属阳明经,配取头维、印堂、攒竹;后头痛属太阳经,配取天柱、后溪、昆仑,对于顽固性后头痛,可针至阴,正如《肘后歌》所云:"头面之疾针至阴";偏头痛属少阳经,配取率谷、外关、足临泣;巅顶痛属厥阴经,配取通天、太冲等。

第十七节 眩 晕

程莘农验案一 ▶▶▶

◇夏某,男,62 岁,1985 年 5 月 27 日初诊。

【主 诉】头晕、恶心近 20 天。

【现病史】患者于 20 天前突感头晕,周围景物旋转,恶心欲吐,目不能开。在某医院诊断为"脑动脉硬化",用药治疗后略有好转。

【刻下症】午后头晕沉重,目不能启,双耳发堵,平素性急,口苦便干,纳食无味,渴不欲饮。

【舌脉诊】舌暗红,苔黄微厚,脉弦。

【辨 证】"诸风掉眩,皆属于肝。"本例系肝郁化火,脾虚湿停,痰湿中阻,清阳不升而致眩晕欲呕。正如朱丹溪所言:"无痰则不能作眩。""痰因风动。"口苦,苔黄微厚,脉弦均为痰热之象。

【诊 断】西医诊断:脑动脉硬化。

　　　　　中医诊断:眩晕(痰湿中阻)。

【治 则】平肝潜阳,化痰调中。

【治 法】穴位选取百会、风池、太阳、合谷、太冲、阳陵泉、足三里、丰隆、三阴交。太冲、阳陵泉用泻法;三阴交用灸法;余穴用平补平泻法。

【疗 效】患者诉三阴交加灸后,自觉腹部发热,热感向上传至胸,下达少腹,午睡醒后,自觉口渴,遂饮水 5 杯,头晕大减,直至晚间精神甚好。经用上法针灸 30 次后,诸症好转,尤其在每次灸后加盖衣被保暖,备感舒适,温热感可传至全腹及后背。

【点　睛】百会为督脉穴,位于头顶中央,入络脑,百脉所朝之处,有升提清阳、宣通气血的作用;合谷、太冲疏肝泻火;风池佐太阳以潜清窍之浮阳;阳陵泉以清肝火;足三里、三阴交以培补中气,健运脾胃;丰隆加强脾胃运化之功能,化其痰浊。如是月余,患者不复眩晕,遂告康复。

程莘农验案二 ▶▶▶

◇王某,女,32 岁,1992 年 4 月 9 日初诊。

【主　诉】眩晕 1 月余。

【现病史】疾病初期,患者曾于某医院被诊断为前庭神经炎。

【刻下症】头晕,伴恶心、呕吐,饮食欠佳,失眠,颈痛,便秘,月经延期而至、量少,面色萎黄。

【舌脉诊】舌淡、边有齿印,苔白微腻,脉弦尺弱。

【辨　证】脾主升清,清气不升,故令作眩;胃主降浊,浊气不降,则恶心、呕吐、便秘;胃不和则卧不安而失眠;中焦生化不足,所以月经量少,延期而至。

【诊　断】西医诊断:前庭神经炎。

　　　　　中医诊断:眩晕(气血亏虚)。

【治　则】健脾和胃,升清化浊。

【治　疗】穴位选取大椎、风池、天柱、太阳、攒竹、膻中、中脘、内关、脾俞、足三里、丰隆、三阴交、公孙。脾俞、足三里用补法;余穴用平补平泻法。

【疗　效】治疗 2 个疗程后,眩晕减轻;继续巩固治疗 2 个疗程,诸症消失,疾病痊愈。

【点　睛】"无虚不作眩",脾胃乃气血生化之源,脾俞、足三里用补法,可健脾益胃,使得清阳上达头窍而眩晕停止。

纪晓平验案 ▶▶▶

◇张某,女,42岁,2002年5月5日初诊。

【主　诉】眩晕、恶心、呕吐3周。

【现病史】患者近来工作压力较大,还要操持家务,3周前出现耳鸣、眩晕、恶心、呕吐,严重时天旋地转,不能起床。曾在北京某医院内科被诊断为梅尼埃病,给予抗晕动西药及维生素 B_6、维生素 B_{12}、谷维素等。服药2周,患者病情有所改善,但仍有头晕、呕吐,不能正常生活、工作。经朋友介绍,患者前来要求针灸治疗。

【刻下症】眩晕,恶心,呕吐,严重时天旋地转,站立不稳,只能扶物行走,时有耳鸣,低音调。

【舌脉诊】舌淡胖、有齿痕,苔白腻,脉弦滑。

【辨　证】本病病因是思虑、劳累过度,损伤脾气,脾气虚则内生痰湿,痰湿阻塞于胃,胃气不降,故有恶心、呕吐。脾属土,肝属木,脾土虚,肝木来乘,肝木偏盛会产生内风,所以眩晕、耳鸣。舌淡胖、有齿痕是脾虚痰湿内停之象。苔白腻、脉滑属湿,脉弦主肝病、滑主痰湿。总之,本病由脾气虚,痰湿内停,肝风内生所致。

【诊　断】西医诊断:梅尼埃病。

中医诊断:眩晕(风痰上扰)。

【治　则】健脾胃,化痰湿,平肝风,通经络。

【治　法】穴位选取足三里、阴陵泉、三阴交、丰隆、太冲、听宫、率谷、完骨。诸穴用平补平泻法，留针30分钟。每周治疗3次。

【疗　效】治疗3次后，呕吐停止，眩晕减轻；治疗7次后，诸症消失，患者恢复了正常生活和工作。

【点　睛】本病主证是脾虚证，进而分析，脾胃相表里，脾影响胃故出现恶心、呕吐。而脾和肝的关系是土与木的关系，脾病亦会影响肝，出现眩晕、耳鸣。本证运用中医理论中脏与腑、脏与脏的关系，使辨证达到全面而精细。同时亦运用了中医整体论治与局部治疗相结合的思想。如用足三里、阴陵泉、三阴交、丰隆、太冲健脾胃、化痰湿、平肝风，整体调理。用听宫、率谷、完骨通调耳部经络，局部治疗。本案例正确地运用了针灸整体论治、脏腑辨证等理论，故临床取得了理想的效果。

小结

　　眩晕是指头晕目眩。轻者闭目即止，重者感觉景物旋转，站立不稳，有时伴呕吐。眩晕常见于西医的高血压、神经衰弱、梅尼埃病、迷路炎、低血压等。古人云，无风不作眩，无痰不作眩，无虚不作眩，故临证可分为三型。

　　主穴：百会、风池、足三里、太冲。

　　肝阳上亢者眩晕耳鸣，头胀痛，易怒；治疗配太溪、行间、肝俞、肾俞。行间、肝俞平肝降逆；太溪、肾俞益水之源以涵木。

　　痰湿中阻者头重如裹，胸闷作恶，呕吐痰涎；治疗配头维、内关、中脘、丰隆。头维清阳明之痰热；余穴相配，健脾化痰，宽胸消痞。

　　气血虚弱者头晕目眩，面色淡白，神疲乏力；治疗配关元、三阴交。关元壮元气，三阴交补益气血，气血旺盛则眩晕自止。

第十八节　面　痛

陆瘦燕验案 ▶▶▶▶

◇郭某,男,42 岁,1963 年 10 月 16 日初诊。

【主　诉】右面颊及颞颥部疼痛 1 个月。

【现病史】患者早年曾患面痛,经七星针治疗后得愈,近来因工作劳累过度,以致复发。

【刻下症】右面颊及颞颥部每于午后、傍晚疼痛发作,以鼻孔旁侧为最,逢热即感不适,大便不成形。

【舌脉诊】舌胖、质红,苔白腻,脉濡缓而小弦。

【辨　证】本例患者劳累后发病,大便溏薄,脉濡缓,舌胖,苔白腻,是一派脾虚湿困之象;唯脉小弦而舌质见红,乃系虚火内郁之候。盖阳气者烦劳则张,患者职业为脑力劳动,心神过劳则心火炽张,引动肝阳,挟湿浊上侵阳明之脉,故患者面痛每因午后疲劳虚阳浮动时发作。

【诊　断】西医诊断:三叉神经痛。
　　　　　中医诊断:面痛(湿浊阻于阳明)。

【治　则】清肝泻热,化浊和络。

【治　法】穴位选取太阳、迎香、翳风、颊车、中脘、合谷、足三里、阴陵泉、行间。足三里、中脘用补法;余穴用泻法。

【疗　效】隔日治疗 1 次,4 次而愈。

【点　睛】面颊为阳明之分野,前人有"面病者属胃"之说。故凡火热之邪上乘,阳明脉气失宣,皆能导致面痛。临床所见面痛患者以老人为多,尤以阴虚火旺者为最。然亦有丁壮之年,将息失宜,阳明郁火上炎,或多食炙煿厚味,生痰化火,均能导致面痛。陆老辨证审因,妙在化裁,清肝泻热以治标,化浊和络以治本,标本兼顾,故能效如桴鼓。

程莘农验案 ▶▶▶

◇汪某,男,55 岁,1986 年 9 月 2 日初诊。

【主　诉】右侧眉棱部阵发性疼痛 2 个月。

【现病史】患者右侧眉棱部阵发性疼痛 2 个月,常于洗脸或触碰局部时疼痛发作,痛止后无任何不适。

【刻下症】右侧眉棱部阵发性疼痛,呈阵发性触电样疼痛,或二三日 1 次,或每周 1 次,疼痛持续数秒至 1 分钟。

【舌脉诊】舌红,苔薄,脉弦。

【辨　证】眉棱部及单侧面颊部为阳明经和少阳经所过之处,肝胃实火内壅,阳明、少阳经气不畅而发本病。脉弦主痛。

【诊　断】西医诊断:三叉神经痛。

　　　　　中医诊断:面痛(肝胃实火)。

【治　则】疏经通脉,泻火止痛。

【治　法】穴位选取百会、四白、阳白、太阳、丝竹空、攒竹、鱼腰、外关、合谷。太阳透丝竹空,攒竹透鱼腰,余穴用泻法。

【疗　效】治疗 5 次,疼痛渐止。

【点　睛】百会醒神开窍,调和气血;合谷、外关宣通阳明、少阳经气;余穴为局部取穴,活血通络止痛。

刘家瑛验案 ▶▶▶ ▶

◇王某,男,53 岁,2008 年 7 月 5 日初诊。

【主　诉】左面颊疼痛 20 天。

【现病史】患者于 2005 年 7 月初起左侧下牙疼痛,去口腔科就诊,拔除痛牙后,疼痛未减,又去神经科检查诊断为原发性三叉神经痛,采用穴位封闭及中、西药治疗,症状基本消失。本次在 20 天前因感冒后,患者再次左面部疼痛复发,服用中、西药效果不明显,遂来就诊。

【刻下症】患者感冒后左面颊疼痛逐渐加重,呈阵发性、电击样、刀割样剧痛,每日发作 15～20 次,每次发作持续数秒至 1 分钟;常因洗脸、刷牙、哈欠、进食、说话等动作而诱发疼痛,且伴有口渴、便秘。患者精神疲惫,面黄,表情痛苦,左侧三叉神经分布区扳击点有明显压痛。

【舌脉诊】舌质红,苔黄,脉滑数。

【辨　证】由于感冒风热毒邪浸淫面部,经脉气血壅滞,运行不畅,使面部经络气血痹阻不通而生痛。

【诊　断】西医诊断:左侧原发性三叉神经痛。

　　　　　　中医诊断:面痛(风热毒邪侵袭)。

【治　则】疏经通络,祛风止痛。

【治　法】针刺四白、下关、地仓、颧髎、合谷、太冲、内庭。面部穴位用深刺和透刺。电针用于痛点及对侧合谷,中强度刺激,以患者能耐受为度。每日 1 次,每次留针 25 分钟,10 次为 1 个疗程。

【疗　效】治疗 3 次后疼痛减轻,每日发作次数减少到 5 次以下。2 个疗程后,疼痛完全消失而愈。随访 1 年未见复发。

【点　睛】由于风热毒邪浸淫面部,取局部三叉神经分布区的四白、地仓、颧髎、下关,用于疏通患部经气达到"通则不痛"的目的。对侧合谷为手阳明经原穴,"面口合谷收",与太冲相配祛风通络,止痛定痉;内庭清泻阳明经风热毒邪,诸穴共用可达到治愈的目的。

小　结

面痛是指面颊部的抽掣疼痛,发作时症见阵发性烧灼样剧痛,如锥刺、刀割,致患者闭口、歪嘴、咬牙、流泪,面痛每次发作几秒钟至几分钟,一天可发作多次。面痛相当于西医的三叉神经痛。三叉神经分为三支,Ⅰ支为眼支,局限在眼额区;Ⅱ支为上颌支,局限在全面部及上颌区;Ⅲ支为下颌支,局限在面颊及下颌区。眼支发病较少。本病多发于一侧,亦有两侧俱病者。发病年龄以40~60岁为多,女性多于男性。针刺治疗本病留针时间宜长。如为继发性面痛,应采取综合措施,治疗原发病。

主穴:风池、下关、合谷。

眉棱骨痛配阳白透鱼腰,丝竹空透鱼腰;眼下的面痛配四白透巨髎;下牙床痛配颊车透地仓。

第十九节　面　瘫

程莘农验案一 ▶▶▶

◇胡某,女,33 岁,1987 年 12 月 7 日初诊。

【主　诉】右侧口眼㖞斜 4 天。

【现病史】6 天前患者感右侧耳后、腮部胀痛,即服板蓝根颗粒。4 天前患者清晨起床后发现右侧面肌板滞,口眼㖞斜,曾在某医院针刺治疗 2 次。

【刻下症】右侧面瘫,头痛,口眼㖞斜,梦多,胃纳不佳,大小便正常。检查:右侧额纹消失,右眼睑闭合不全,口角向左侧歪斜,鼓腮时右口角漏气。

【舌脉诊】舌质红,苔白、中有裂纹,脉沉弦。

【辨　证】风邪侵袭,经络阻滞,筋肉失于气血濡养,则右侧面肌瘫软无力,而致口眼㖞斜。"不通则痛",故耳后及偏侧头痛。

【诊　断】西医诊断:外周性面神经麻痹。

中医诊断:面瘫(风邪侵袭,经络阻滞)。

【治　则】祛风活血通络。

【治　法】穴位选取百会、风池、太阳、承浆、足三里、三阴交、合谷、太冲,以及右侧的颧髎、阳白、睛明、四白、迎香、地仓、颊车。睛明深刺 0.8 ～ 1.5 寸,不留针;地仓透颊车;余穴用平补平泻法。

【疗　效】针刺治疗 14 次,病痊愈。

【点　睛】百会为督脉穴,取之可调和阴阳,疏通气血;胆经腧穴风池,善于祛风,引邪外出,配经外奇穴太阳疏风透表散邪;足三里、三阴交、合谷、太冲鼓舞正气,调和全身气血;余穴祛风通络,疏经通气。风邪得去,络道得通,筋肉得养,则面瘫自愈。

程莘农验案二 ▶▶▶

◇李某,男,50 岁,1982 年 10 月 29 日初诊。

【主　诉】右侧口眼㖞斜 1 天。

【现病史】患者于 1 天前,因受风感觉右侧面部发紧,后口眼㖞斜。

【刻下症】右侧面部发紧,口角向左歪,右眼睑闭合较差,饮食可,二便可。

【舌脉诊】舌微红,苔黄厚,脉弦。

【辨　证】面颊部为阳明、少阳经筋所部,由于经络空虚,风邪乘虚而入,以致经气阻滞,经筋失养,筋肉纵缓不收。

【诊　断】西医诊断:外周性面神经麻痹。

　　　　　中医诊断:面瘫(风邪外袭)。

【治　则】祛风活血通络。

【治　疗】穴位选取百会、风池、合谷,以及右侧的阳白、四白、颧髎、地仓、颊车。地仓透颊车;余穴用平补平泻法。

【疗　效】治疗 2 周,基本恢复。

【点　睛】治以祛风活血通络,以少阳、阳明经穴为主。

杨介宾验案一 ▶▶▶▶

◇罗某,男,16 岁,1995 年 3 月 5 日初诊。

【主　诉】口眼歪向左侧 2 个月。

【现病史】患者 2 个月前因受风着凉,出现口角歪向左侧,颜面麻木,味觉减退,经中、西药及针灸治疗月余,症状无改善。

【刻下症】右侧口眼歪向左侧,面肌麻木、抽搐板滞,额纹消失,不能抬眉,眼裂扩大约 1.5 cm,鼻唇沟变浅,口角漏风,人中沟歪向左侧。耳后翳风穴有压痛。

【舌脉诊】舌暗红,苔薄白,脉弦细。

【辨　证】本案患者由于卫表不固,营卫失和,风寒之邪外袭,邪气稽留,阻滞经络,日久生瘀,脉络阻滞而失濡润,肌肉纵缓不收。

【诊　断】西医诊断:外周性面神经麻痹。

　　　　　中医诊断:面瘫(风邪外袭)。

【治　则】疏经通络,扶正祛邪。

【治　法】主穴:右侧上、下睑结膜及颊黏膜。

配穴 2 组。1 组:地仓透颊车、阳白、球后、迎香、人中、合谷。2 组:口禾髎透颧髎、颐中、承泣、足三里、列缺。

睑结膜及颊黏膜用刺血法。余穴针刺用平补平泻法,针后于患侧下关穴处拔罐,留罐 5~10 分钟,每日或隔日治疗 1 次。

【疗　效】治疗 1 个疗程后,患者症状明显好转;治疗 15 次后,患者基本痊愈而返乡。

【点　睛】《素问·调经论》曰:"病在血,调之络",故采用刺血法可达到疏通气血以祛风邪的作用。杨介宾教授采用刺血疗法与针后拔罐相结合，使面部筋肉得以濡润温煦。二者协同，共奏疏经通络、调和气血、促进面瘫恢复之功效。

【按　语】睑结膜、颊黏膜刺血法（均取患侧操作）：操作者先用手指翻开患者上眼睑，使上眼睑结膜充分暴露，用生理盐水棉球消毒后，再选用28号毫针或细三棱针对准睑结膜等距离点刺5~7针，深度以针尖触及睑板，点刺后血液渗出为度。下眼睑结膜点刺方法与此相同。颊黏膜点刺时，嘱患者张大口腔充分暴露施术部位，操作者用酒精棉球消毒后以口齿咬合线所对处黏膜为横轴，以第2磨牙所对处黏膜为起点，用15 cm长三棱针每隔0.5 cm点刺1针，深度以点破黏膜、血液渗出为度。

杨介宾验案二 ▶▶▶

◇宋某，男，34岁。

【主　诉】左侧口眼㖞斜2年。

【现病史】患者2年前因受风寒出现左侧面神经麻痹，经针灸、理疗及中、西药物治疗后症状有所改善，但始终未能完全恢复正常。今年7月又因出差劳累、淋雨、吹风致病情加重。

【刻下症】左侧口眼㖞斜。检查：左侧额部稍平坦，左侧面部表情肌瘫痪，不能蹙眉，眼睑闭合不全，左侧鼻唇沟变浅，口角歪向右侧，饮水时水从口角流出，人中沟歪向右侧，不能鼓腮、吹口哨，耳后有压痛。

【舌脉诊】舌淡红，苔薄白，脉沉细。

【辨　证】本例患者曾患面瘫，未彻底治愈，复因劳累、淋雨、风寒之邪乘虚袭入，损伤面部筋脉，以致经络失和，气血阻滞，肌肉纵缓不收致面瘫加重。

【诊　断】西医诊断:外周性面神经麻痹。

　　　　　中医诊断:面瘫(经络失和,气血阻滞)。

【治　则】舒筋活血,调和营卫。

【治　法】穴位选取左侧的上、下眼睑结膜及颊黏膜,地仓,颊车,阳白,鱼腰,迎香,四白,以及双侧的合谷、足三里。眼睑结膜及颊黏膜用毫针点刺出血;面部每次选用 2～4 穴,用透刺法,如地仓透颊车、阳白透鱼腰、四白透迎香等,针后用艾条温和灸 5 分钟;合谷、足三里直刺,用平补平泻法。每天治疗 1 次,10 次为 1 个疗程。

【疗　效】治疗 1 个月后,患者病情好转;连续治疗半年,患者基本痊愈。

【点　睛】本案例采用内外夹攻的方法,既点刺眼睑结膜和颊黏膜出血以活血化瘀,舒筋通络;又取地仓、颊车、阳白、鱼腰、迎香、合谷、足三里等穴,针后加灸,使面部筋肉得到濡润温煦,二者协同以疏导气血,调和营卫。对于顽固性面瘫的治疗,还须充分发挥患者的主观能动性,经常进行自我按摩和功能锻炼,更好地提高治疗效果。

杨金洪验案 ▶▶▶

◇李某,男,65 岁。

【主　诉】左侧口眼㖞斜 2 个月。

【现病史】患者于 2009 年 6 月 9 日晨起突然出现左侧面部不适,眼睑闭合不全,流泪,闭眼、蹙额、皱眉、耸鼻、鼓腮、示齿均不能,鼻唇沟消失,口角偏向右侧,伴有左侧耳后疼痛、轻微头痛,无肢体无力及活动障碍。当日,患者就诊于某医院,头颅 CT 未见异常,给予静脉滴注抗病毒、肌内注射

维生素 B_1 与维生素 B_{12} 治疗半个月,后断断续续针灸并配合中药治疗大约 10 次,效果不明显。目前左侧额纹消失,眼睑仍闭合不全,流泪,结膜红,口角下垂,漱口漏水,无头痛、耳后痛。饮食、二便如常。

【刻下症】左侧额纹消失,眼睑闭合不全,口角下垂。

【舌　脉】舌胖色淡,苔白滑腻,脉弦紧。

【辨　证】素体痰湿内停,气血郁滞;并外感风寒之邪,侵袭阳明、少阳经脉,经络痹阻,经筋失养而致口眼㖞斜。

【诊　断】西医诊断:左侧周围性面神经麻痹。

中医诊断:面瘫(素体痰湿,兼风寒侵袭)。

【治　则】疏风散寒祛湿,温经通络,调和气血。

【治　法】体针取风池、阳白、鱼腰、攒竹、睛明、太阳、四白、下关、地仓、颊车、迎香、人中、承浆、合谷、足三里、丰隆、太冲。阳白透鱼腰,地仓透颊车;丰隆用泻法,足三里用补法,余穴用平补平泻法。攒竹和阳白、地仓和下关加电针,疏密波,留针 30 分钟。

灸法用隔姜灸,选取面部 3 个穴位,每次 3 壮,以温热为宜。每日 1 次,连续 5 日,自第 6 日始隔日 1 次,治疗 20 次。

【疗　效】额纹出现,眼睑可闭合;患者可鼓腮,但示齿、口角仍略偏向右侧。

【点　睛】本案例患者老年,既往有高血压、糖尿病病史,且初期未规律应用针灸治疗,病程长,恢复缓慢。隔姜灸加电针能温经通络,对治疗病程超过 1 个月,且病情恢复缓慢的患者疗效好。

小　结

　　面瘫是指单纯的一侧面颊筋肉弛缓,口眼歪斜,无半身不遂、神志不清等症状,中医称为"口眼㖞斜",多因风邪侵袭面部经络,或痰阻经络,经脉失养而致;亦有因中耳炎、疱疹等病而继发者。治疗本病以手、足阳明经腧穴为主,针刺手法用平补平泻法。

　　常用腧穴:风池、翳风、四白、颧髎、地仓、颊车、外关、合谷。

　　头痛加太阳;蹙额、皱眉差加阳白、攒竹;眼睑闭合不全取睛明深刺0.8~1.5寸,不留针;不能耸鼻加迎香;人中沟歪斜加人中;示齿不能加巨髎;口眼瞤动加太冲;乳突部位压痛加完骨;痰多加丰隆。

第二十节 中 风

陆瘦燕验案 ▶▶▶

◇陈某,男,45 岁,1963 年 5 月 29 日初诊。

【主 诉】左上肢麻木不适 3 个月。

【现病史】患者早年曾患中风,3 个月前再次中风,近来诸症已依次减轻,血压亦趋正常,但左臂、肘、腕、指关节仍麻木发胀。

【刻下症】左上肢麻木不适,腕、指关节有拘挛之象,握拳无力,持物困难,兼有眩晕、右侧偏头痛、心悸、恶心、喜暖恶寒。

【舌脉诊】舌苔薄滑。右脉寸、关弦滑尺大,左脉濡而小弦。颔厌右盛于左,冲阳脉盛,太冲弦细,太溪脉静。

【辨 证】患者年近半百,肾气渐衰,水亏木旺,加之体型胖硕,而为气虚痰湿之体质。因烦劳用心,以致五志气火交并于上,内风鼓动,痰湿上扰,流窜经络而成此病。寸口脉右大于左,颔厌脉右侧偏盛,是右实左虚、阴阳偏盛之象。

【诊 断】西医诊断:卒中后遗症。

中医诊断:中风中经络(水亏木旺)。

【治 则】滋水柔肝。

【治 法】取穴:①颔厌、风池、太冲、丰隆、太溪、复溜。太溪、复溜用补法;余穴用泻法。②肩髃、臂臑、手三里、合谷、外关、八邪(泻右补左)。诸穴以捻转为主,提插为辅。12 次为 1 个疗程。

【疗 效】第 1 个疗程结束,患者休息 2 周进入第 2 个疗程,再休息 2 周进入第 3 个疗程。当左、右寸口脉取得平衡时,第 2 组穴位针刺单取右侧,用泻法,以驱邪扶正。在针灸治疗期间,可配合中药外洗以辅助治疗。

【点 睛】陆老用泻右补左之法调治。①方偏重于治本,泻颔厌、风池以泻浮越之虚阳,而清空窍之邪浊;泻太冲以平肝潜阳;泻丰隆以降痰浊;补太溪、复溜以滋水涵木。②方偏重于疏通经络,调和左右之阴阳偏盛,取穴以受病经为主,因寸口脉右大于左,故施泻右补左之法。

杨甲三验案 ▶▶▶

◇朱某,男,58 岁,1986 年 8 月 4 日初诊。

【主 诉】右侧半身无力 6 天。

【现病史】6 天前患者因情志不畅,出现舌体发僵,右上肢麻木,右侧半身无力,经诊治,予汤药等治疗,病情未进一步发展。

【刻下症】头胀头晕,右侧肢体无力,右上肢麻木尤甚,语言不利,舌强,目胀目干,口干不欲饮,夜难入寐。检查:血压不稳定,(130～150)/(80～110)mmHg。

【舌脉诊】舌质暗红,苔白润,脉弦略滑。

【辨 证】本例患者证属阴虚阳亢化风,挟痰湿痹阻清窍,发为中风,表现为肢体无力、右上肢麻木尤甚、语言不利、舌强及脉弦略滑等症。目干,口干不欲饮为阴虚之象。

【诊 断】西医诊断:左侧脑血管意外。

中医诊断:中风中经络(阴虚阳亢化风)。

【治　则】育阴潜阳息风。

【治　法】穴位选取前顶、后顶、百会、通天、风池、合谷、足三里、曲池、列缺、绝骨、太冲。前顶、后顶、百会、通天,轻刺激用补法;列缺、绝骨、太冲,中等刺激用补法;余穴,中等刺激用泻法。

【疗　效】治疗3个月,患者右侧肢体麻木完全消失,语言基本正常。

【点　睛】本例患者证属阴虚阳亢化风,上盛下虚,治宜育阴潜阳息风,清上安下宁神。取前顶、后顶、百会、通天之头部穴补髓健脑安神;风池疏散上焦风阳;合谷、足三里通降胃肠,以通为补,升清降浊;曲池、足三里两穴相配以平降逆气。合谷、太冲为脏腑原原相配,柔肝息风,滋阴清热;列缺补肾水,养元阴,配绝骨益肾补精;绝骨、太冲补肝肾之精气。诸穴相伍,共奏补下清上之效。

程莘农验案 ▶▶▶

◇王某,女,73岁,1986年10月31日初诊。

【主　诉】右侧上、下肢无力2天。

【现病史】患者于2天前因生气突感右侧上、下肢无力,活动不利。

【刻下症】右上、下肢无力,活动不利,心烦,口干,纳谷欠香,夜寐尚可,无头晕耳鸣,活动后自觉气短,有时小便失禁。

【舌脉诊】舌尖红,苔干而黄,脉沉细数,尺脉弱。

【辨　证】患者年逾古稀,肝肾亏虚,气血不足,复加情志郁怒,肝失疏泄,气血失和,肢体失于濡养,故见肢体无力、活动不利。肾阴不足,津不上承,故见口干少津。阴虚内热,故舌红、苔黄、脉细数。肾虚不能纳气,则活动后自觉气短。肾气不固,膀胱失约,故小便失禁。

【诊　断】西医诊断:脑缺血。

中医诊断:中风中经络(肝肾亏虚)。

【治　则】补益肝肾,调和气血。

【治　法】穴位选取百会、风池、关元、合谷、太冲、足三里、三阴交、太溪、涌泉,以及右侧的肩髃、曲池、外关、阳陵泉、悬钟。风池、太冲用泻法;关元、足三里、三阴交、太溪用补法;余穴用平补平泻法。

【疗　效】治疗3次后,患者右侧肢体无力明显减轻,端碗亦较前平稳,肢体活动自如。取穴同前,又治疗10次,患者病情平稳。随访,患者病情平稳,一直未再发作。后于1987年7月6日患者自感双下肢乏力,辨证属下元亏虚,又来我科针灸治疗8次,痊愈而归。

【点　睛】百会为督脉经穴,取之以调和阴阳、疏通气血;风池为祛风之要穴;太冲用泻法以平肝潜阳;关元大补元气;足三里健运中州;三阴交滋阴潜阳;太溪滋水涵木;涌泉引导气火下降;肩髃、曲池、外关、合谷、阳陵泉、悬钟疏通经络,调和左、右之阴阳。

石学敏验案 ▶▶▶▶

◇李某,男,56岁,1992年4月10日初诊。

【主　诉】右半身不遂4天。

【现病史】患者右半身不遂4天,前来就诊。

【刻下症】患者右半身不遂,需人搀扶才能行走,右手无力持物,神清,语涩,表情呆板。检查:右侧肢体肌力2~3级。头颅CT示左侧基底节区脑梗死。

【舌脉诊】舌淡,苔白,脉弦。

【辨　证】患者年过半百,肝肾亏虚,水亏火旺而发本病。

【诊　断】西医诊断:脑梗死。

中医诊断:中风中经络(肝肾阴虚,肝风内动)。

【治　则】醒脑开窍,滋补肝肾,疏通经络。

【治　法】穴位选取内关、人中、三阴交、极泉、尺泽、委中,用醒脑开窍手法。先针刺双侧内关穴,直刺1～1.5寸,捻转提插泻法施术1分钟;再刺人中穴,进针5分后,采取雀啄手法,以患者眼球湿润或流泪为度;三阴交沿胫骨后缘与皮肤呈45°角,进针1～1.5寸,用提插补法使下肢抽动3次;极泉直刺1～1.5寸,用提插泻法,使上肢抽动3次;尺泽操作同极泉;委中穴采取仰卧位,直腿抬高取穴,进针1寸,用提插泻法,使下肢抽动3次。

【疗　效】施治1次,次日患者即持棍步行来针治,诉右侧肢体较前明显有力;继续治疗1周后,患者行走基本正常。

【点　睛】历代治疗中风,多宗散风活络之法,常循阳明多气多血之经取穴,而石学敏教授结合现代医学的定位诊断提出,"窍闭神匿"为中风病的总病机,认为脑窍闭塞则神无所附、肢无所用、语无所出,立"醒脑开窍"为治疗大法,结合前人肝肾阴亏的立论,确定以醒脑开窍为主,滋补肝肾、疏通经络为辅的治疗原则。

主穴:内关、人中、三阴交。

辅穴:极泉、尺泽、委中。

内关为心包经之络穴,通于阴维脉,有养心安神、疏通气血之功;人中为督脉、手阳明经、足阳明经之交会穴,而督脉起于胞中,上行入脑,可健脑醒神、开窍启闭;三阴交系足三阴经交会穴,有滋阴益肾、生精填髓的作用,髓海充裕则神有所附;极泉、尺泽、委中分别位于肩、肘、膝等肢体活动的枢纽处,为经气聚集之处,具有较强的通调经气的作用。

配穴:吞咽障碍加风池、翳风、完骨;失语加金津、玉液;手指不能屈伸加合谷;其他随症加减。

风池、翳风、完骨均针向喉结,进针2～2.5寸,施小幅度、高频率之捻转补法半分钟;合谷针向三间处、第二掌骨下缘部位,采用提插泻法,以使食指抽动为度;金津、玉液点刺出血。

石教授强调,本法关键在于手法,必须严格按要求去做,才能产生较好的临床效果。很多中经络的患者经本法治疗 1 次,即能产生立竿见影的疗效,而且病程越短,疗效越显著。

薄智云验案 ▶▶▶

◇孙某,男,65 岁。

【主　诉】右侧肢体活动不利伴言语不利 8 月余,加重 2 天。

【现病史】患者 8 个月前无明显诱因出现右侧肢体活动不利,难以行走,不能持物,以右上肢为重。在某医院做头颅 CT 检查示"左侧颞叶脑梗死",经治疗症状改善。2 天前右侧肢体活动不利症状加重,不能言语,遂又入院。

【刻下症】右侧肢体活动不利,右侧上肢远端水肿,如馒头状,不能屈伸,不能持物,下肢拄杖可行走,言语不利,时有右侧口角流涎,无头痛、恶心、呕吐。检查:头颅 CT 示"左侧颞叶大片状阴影,右侧放射冠区低密度影"。

【舌脉诊】舌淡,苔白腻,脉沉滑。

【辨　证】患者为风痰阻滞经络,故表现为上肢远端水肿,口角流涎;舌质淡,苔白腻,脉沉滑亦为痰浊之象。

【诊　断】西医诊断:陈旧性脑梗死合并脑缺血。

　　　　　中医诊断:中风中经络(脾肾阳虚)。

【治　则】补益脾肾,祛湿化痰。

【治　法】腹针引气归元(即中脘、下脘、气海、关元4个穴位)、腹四关(即滑肉门、外陵4个穴位)、上风湿点、上风湿外点、神阙穴。引气归元刺到地部;腹四关刺到人部;上风湿点、上风湿外点刺到天部,并在此两点加三角针法;神阙穴灸法,灸40分钟。每日1次,每周治疗5次,10次为1个疗程。

【疗　效】治疗10次后,手的肿胀消退明显;治疗20次后,手的肿胀完全消退,之后2个月内未再复发。

【点　睛】本例患者使用的是薄智云教授首创的腹针疗法。腹针疗法是以神阙调控系统为理论核心的治疗体系。神阙系统是形成于胚胎期的人体调控系统,是人体最早的调控系统和经络系统的母系统,具有向全身输布气血的功能与对机体宏观调控的作用。由于腹部解剖结构上的特点,在神阙系统形成的过程中逐渐地分解为两个截然不同的调节系统,一个位于腹壁的浅层,对全身的功能起着调控作用,通常把它称为外周系统;一个位于腹壁的深层,对内脏的功能起着调节作用,也称为内脏系统。这两个系统互为影响,对全身起着调控作用。在腹针中调节外周的经络系统是形象酷似神龟的全息影像,中心部位是神阙穴,头顶部是中脘穴,尾部是关元穴,中心部向左、右延伸的边端是大横穴。两上肢以滑肉门为起点(肩部),向外、向上5分为上风湿点(肘部),平行向外1寸为上风湿外点(腕部)。两下肢以外陵穴为起点(髋部),向外、向下5分为下风湿点(膝部),大巨穴平行向外1寸为下风湿下点(踝部)。商曲穴为颈部、四满穴为骶尾部的始端。腹部调节内脏的是八廓系统。八廓系统以后天八卦为依据。其中中脘为火,为离,主心与小肠;关元为水,为坎,主肾与膀胱;左上风湿点为地,为坤,主脾胃;左大横为泽,为兑,主下焦;左下风湿点为天,为乾,主肺与大肠;右上风湿点为风,为巽(音 xùn),主肝与中焦;右大横为雷,为震,主肝胆;右下风湿点为山,为艮(音 gèn),主上焦。八廓中每一廓的穴位都对所主脏腑有特殊的治疗作用,并对内脏的平衡调节起着重要的作用。从传统经络学说来看,中脘为胃的募穴,又是八会穴之一的腑会;下脘为任脉与足太阴经交会穴；关元为小肠的募穴，任脉与足三阴经交会穴，与气海一起皆为强壮要穴；滑肉门、外陵皆为足阳明胃经的腧穴。所以针刺具有引气归元作用的中脘、下脘、气海、关元及腹四关（滑肉门、外陵），有补益脾肾之阳气、调理脾胃之气、健脾化痰的功效。阳气动则水湿行，脾健痰化则痰无生处。脑卒中恢复期的患者多为气血不足、脾肾亏损，以气虚多见。患侧肢体远端的肿胀为气虚不能运化水湿，水饮流注于肢节或痰瘀阻络而成。用腹针来调理脏腑气血可更有效地疏通局部经络，达到治疗疾病的目的，再辅以温灸，温通经脉助气血运行，故疗效确切。

【按　语】引气归元——由中脘、下脘、气海、关元 4 个穴位组成。中脘、下脘理中焦，调升降，因手太阴肺经起于中焦，故兼有主肺气肃降的功能；气海为气之海，关元培肾固本，肾又主先天之元气，以后天养先天之意，故名"引气归元"。《难经·四难》曰："呼出心与肺，吸入肾与肝"，故此方有治心肺、调脾胃、补肝肾的功能。

腹四关——由滑肉门、外陵 4 个穴位组成。滑肉门治疗躯干上段及上肢的疾患，外陵治疗下腹及下肢的疾患。此 4 个穴位具有通调气血、疏理经气使之上输下达肢体末端的作用，是引脏腑之气向全身布散的妙穴，故称"腹四关"，临床用于治疗全身性疾病，与引气归元或天地针合用时兼有通腑之妙。

风湿点——是薄氏的经验穴。风湿点有消肿止痛的作用，与大横合用可祛风、滑利关节、消肿痛、开瘀血，治疗肩肘疾病时可仅用上风湿点，治疗下肢疾病时也可仅配下风湿点。

杨介宾验案 ▶▶▶

◇李某,女,55 岁。

【主　诉】(家人代诉)卒然仆倒,不省人事半天。

【现病史】患者头晕目眩多年,时有手指发麻,曾于某医院就诊,诊断为高血压病。患者就诊当天因劳累过度,不慎仆倒于地,痰声辘辘,左侧肢体不用,眼定口闭。

【刻下症】神志不清,眼定口闭,面色潮红,喉中痰鸣,呼吸急促。血压160/130 mmHg。

【舌脉诊】舌淡红,苔黄腻,脉滑数。

【辨　证】本例患者证属肝阳化火生风,夹痰湿上扰清窍,流窜窍络而致中风闭证。苔黄腻、脉滑数为痰热之象,痰热痹阻心窍而致神志不清、眼定口闭。

【诊　断】西医诊断:脑出血。

中医诊断:中风中脏腑(闭证)。

【治　则】开窍启闭,平肝息风,豁痰清火。

【治　法】穴位选取五心方、人中、十二井、丰隆、合谷、太冲。五心方及十二井穴点刺出血;人中用粗毫针刺,施以雀啄术约 10 分钟;丰隆、合谷、太冲用重泻手法。留针30 分钟,每 5 分钟行针 1 次。

【疗　效】治疗 1 次后,患者呼吸趋于平稳,躁扰之象缓解。翌日依前法又治疗 1 次,神志转清。又连续治疗 3 次,左侧肢体能屈伸活动。继续针灸治疗半身活动不利,3 个月后患者患肢活动自如。

【点　睛】本例患者证属肝阳化火生风,挟痰湿上扰清窍,流窜窍络而致中风闭证,治疗的关键是要及时抢救。中风首须辨别脱证、闭证,若目瞪口呆、牙关紧闭、肢体僵硬、鼻鼾气粗、面赤唇红、脉来洪大者是气火升浮,痰涎壅塞之实证、闭证,治当开窍泻热,采用刺血络法,以"五心方"为主,每救生命于垂危,配伍人中、合谷、十二井开窍醒神;丰隆降逆浊痰;太冲平肝息风。

【按　语】五心方——为杨介宾教授自创,即百会、双劳宫、双涌泉,杨氏称一个脑门心、两个手板心和两个脚板心,以开窍泻热。

小　结

　　中风是临床常见疾病,属西医学中脑血管意外的范畴。本病的病因以正衰为主,病位在脑,常涉及心、肝、脾、肾,病机主要为真气不足,气血逆乱,风、火、痰、瘀阻滞经脉所致。

　　治疗中风初期多选取阳经八穴:上肢为肩髃、曲池、外关、合谷;下肢为环跳、阳陵泉、悬钟、太冲。针刺手法视病情而定,一般多采用平补平泻法。阳经取穴,"阳主动",意在恢复肢体活动功能。后期多选配阴经腧穴,如尺泽、内关、三阴交、太溪等,意在畅达经络气血,协调阴阳。一般通过数疗程的调治,多数患者都会有不同程度的康复。

　　治疗中风先兆的麻木:上肢麻木者配后溪;下肢麻木者配中渎,以调经和络。又"气虚则麻,血虚则木",故又常配足三里、三阴交等补益气血。治疗麻木一般疗程较长,针刺手法多用补法。

第二十一节 腰 痛

杨永璇验案 ▶▶▶

◇梅某,男,46 岁。

【主　诉】腰痛 1 周。

【现病史】患者近来因闪挫而腰痛,行动、转侧均感困难,咳则引痛尤甚。患者先由某医院诊治,经伤科用中药内服、外敷1 周,效果不明显,转来针治。

【刻下症】腰痛,活动受限,神色萎顿。

【舌脉诊】苔薄腻,脉细滑。

【辨　证】此例急性腰扭伤,伤在督脉,气逆损血,搏于背脊,气滞血瘀,不通而痛。

【诊　断】西医诊断:急性腰扭伤。

　　　　　中医诊断:腰痛(病在督脉,损伤阳脉之海)。

【治　则】宣通散瘀。

【治　法】穴位选取水沟、委中、气海俞,用捻转泻法。气海俞针后加拔罐。隔日针刺治疗 1 次。

【疗　效】治疗后,患者病情逐渐好转,4 次而愈。

【点　睛】急性腰扭伤,又称闪腰痛,是针灸科常见多发病之一,针灸疗效较好。《玉龙歌》云:"强痛脊背泻人中,挫闪腰酸亦可攻,更有委中之一穴,腰间诸疾任君攻。"故治疗腰痛取水沟即人中以通调督脉气逆;用委中以疏泄膀胱经气;针气海俞加拔罐,温通局部气血,以达通而不痛,而获速效。

程莘农验案一 ▶▶▶

◇李某,男,22岁,1992年9月1日初诊。

【主　诉】腰及背部疼痛1周余。

【现病史】患者1周前因工作时汗出,不慎受风引发本病。

【刻下症】腰背部疼痛呈紧束感,畏风,伴烦躁、失眠、溲黄、便秘。

【舌脉诊】舌尖红、中有裂纹,苔白干,脉浮紧。

【辨　证】患者素体卫外不固,又因汗出营卫失和,风寒之邪侵袭腰背部,经络闭阻,不通则痛。邪因风寒,所以腰背部疼痛呈紧束感,畏风;阳热之体,邪束热失宣散,故出现上述兼伴症状。

【诊　断】西医诊断:腰痛。

　　　　　中医诊断:腰痛(营卫失和)。

【治　则】疏风散寒,调和营卫,通经止痛。

【治　法】穴位选取大椎、风池、腰阳关、肩外俞、肾俞、列缺、合谷、内关、神门、足三里、三阴交、太冲、内庭。大椎、风池、合谷、太冲、内庭用泻法,余穴用平补平泻法。

【疗　效】治疗4次,患者诸症消失而痊愈。

【点　睛】清内热,散外寒,以达疏风散寒、调和营卫、通经止痛之效。

程莘农验案二 ▶▶▶

◇黎某,男,29 岁,1992 年 12 月 24 日初诊。

【主　诉】腰痛 2 月余。

【现病史】患者无明显诱因出现腰痛。

【刻下症】患者腰部疼痛,呈隐痛性质,时轻时重,疼痛牵及骶骨部酸楚不适,伴溲黄频数,面晦少华。

【舌脉诊】舌淡紫、边有齿痕,苔白,脉滑、尺虚。

【辨　证】腰为肾之府,肾气亏虚,寒湿侵袭,气血运行失畅,不通则痛,致腰痛时作;肾司二便,肾经与膀胱经相表里,膀胱气化功能减弱,所以小溲频数。

【诊　断】西医诊断:腰痛。

中医诊断:腰痛(寒湿侵袭)。

【治　则】益肾气,祛寒湿,通经络。

【治　法】穴位选取肾俞、腰阳关、命门、秩边、委中、飞扬、足三里、三阴交、太溪。肾俞、腰阳关用灸法,命门、足三里、太溪用补法,余穴用平补平泻法。

【疗　效】治疗 4 次后,患者腰痛大减,唯感骶部沉重;治疗 10 次后,诸症消失,疾病痊愈。

【点　睛】太溪、肾俞、腰阳关、命门、秩边等穴益肾气,通经络;足三里补后天之本。

小 结

　　腰痛有外感与内伤两种:外感者,由于风、寒、水湿之气的侵袭,客邪凝滞于经络,或闪挫扭伤,致气血运行不畅而成;内伤者,多因房劳过度,精气耗损,或劳力伤肾而引起。腰为肾之府,故腰痛多为"肾经病变"。针灸治疗各种类型的腰痛,均有较好的疗效。

　　主穴:肾俞、腰阳关、委中。

　　腰痛连及下肢,配环跳、承山、昆仑等;因闪挫致痛,血滞明显者,刺委中出血;腰背强痛,配人中。

第二十二节 落 枕

杨永璇验案 ▶▶▶

◇王某,男,33 岁。

【主　诉】后项部疼痛不适 3 天。

【现病史】患者前夜入寐,枕席不平,致后项不适,晨起即感牵强,既不能抬头仰视,亦不敢左右旋转,强为之则疼痛难忍。

【刻下症】后项部疼痛、活动不利。

【舌脉诊】苔薄腻,脉缓。

【辨　证】本例患者系气血失于宣通,络道受阻而致。

【诊　断】西医诊断:落枕。

中医诊断:落枕(气血失和)。

【治　则】宣散温通。

【治　法】穴位选取合谷,以及右侧的天柱、肩井、风门。天柱、肩井、风门用捻转泻法;合谷用提插泻法。肩井针后用艾条熏灸,风门针后加拔罐。

【疗　效】针刺治疗 1 次,患者痊愈。

【点　睛】针灸治疗本病一般以局部取穴加拔罐为主,疗效显著;亦有用落枕穴泻法而收速效者;若疼痛剧烈,亦可泻昆仑、悬钟或列缺、养老,效果亦甚好,此远道穴之妙用。

【按　语】落枕穴——经外奇穴,位于手背第二、三掌骨间,掌指关节后 0.5 寸处。直刺或斜刺 0.5～1 寸。主治落枕、肩臂痹痛等。

程莘农验案 ▶▶▶▶

◇梁某,男,34岁,1986年7月9日初诊。

【主　诉】左侧颈项疼痛2天。

【现病史】患者于2天前夜间长时间看书后,自感左侧颈项疼痛、活动受限,逐渐加重,经针灸及拔罐治疗未见好转。

【刻下症】头向左侧活动受限,局部痛甚,左侧的太阳、少阳经处压痛明显。

【舌脉诊】舌淡,苔微黄,脉沉缓。

【辨　证】本例患者系气血失于宣通,络道受阻所致。病痛部位乃太阳、少阳经脉循行之处,系太阳、少阳经气不畅所致。

【诊　断】西医诊断:落枕。

　　　　　中医诊断:落枕(经络不利)。

【治　则】活血化瘀,舒筋通络。

【治　法】穴位选取左侧的天柱、后溪、风池,针用泻法。

【疗　效】针刺治疗1次,起针后,患者疼痛即止,颈项活动自如。

【点　睛】此案取太阳、少阳经穴治之。天柱为足太阳经穴,风池为足少阳经穴,具有调和气血、通经活络止痛之功,远道取手太阳经之后溪以疏通经气。局部近取与循经远道取穴相结合,经气通畅,通则不痛也。

小 结

　　落枕系指骤然发作的颈项转侧不利而言。其发病原因,不外乎枕席位置失当,复因外感风寒所致。针灸治疗本病,必须辨清病在何经,方能痛随针去。

　　主穴:大椎、天柱、绝骨、后溪。

　　痛及肩背配肩外俞,加拔罐;俯仰困难配昆仑;不能左右回顾配支正。

第二十三节 颈椎病

杨甲三验案 ▶▶▶▶

◇刘某,女,65岁,1987年4月4日初诊。

【主　诉】颈部活动不利,伴疼痛和弹响1年余。

【现病史】患者颈部活动不利,曾按摩治疗,当时自感颈部轻松舒适,但症状没有根本改善。

【刻下症】患者颈部活动时疼痛,活动度尚好,伴弹响、右手麻木,时有头晕头痛、恶心及后背发沉。检查:颈6、颈7棘突压痛(＋)。颈椎X线示颈椎曲度稍直,颈4~颈7椎体骨质增生,椎间隙狭窄。

【舌脉诊】舌尖红,苔薄黄,脉沉弦。

【辨　证】颈部为阳位,容易被风、寒、热等邪气侵袭,导致局部经脉气血不畅,而致疼痛、麻木。

【诊　断】西医诊断:颈椎病。

中医诊断:痹病(风寒痹阻颈部经脉)。

【治　则】清上补下。

【治　法】穴位选取风池、天柱、颈4~颈7夹脊穴、列缺、后溪。风池、天柱用中等刺激,泻法。余穴用中等刺激,平补平泻法。留针20分钟,隔日1次。

【疗　效】针治10次,患者诸症均消失。

【点　睛】风池、天柱、颈夹脊穴疏风散邪、通经活络,以治其标;列缺通任脉,后溪通督脉,任、督二脉均根于肾,两穴相配,调和阴阳,也兼顾了病机中本虚的一面。

薄智云验案 ▶▶▶

◇徐某,女,55 岁,1992 年 4 月 12 日初诊。

【主　诉】颈部活动不利、酸困疼痛 5 年。

【现病史】患者无明显诱因出现颈部活动不利、酸困疼痛,时轻时重。

【刻下症】颈部活动不利、酸困疼痛,肩部肌肉酸胀,左臂麻木酸困直达环指及小指,晚上经常因双手麻木、疼痛而醒,活动片刻后缓解。

【舌脉诊】舌淡,苔白根腻,脉沉细。

【辨　证】颈部酸困疼痛,肩部肌肉酸胀,左臂麻木酸困为湿邪痹阻;患者年过半百,肾精亏虚,故见脉细。

【诊　断】西医诊断:颈椎病。

　　　　　中医诊断:颈椎病(脾肾亏虚)。

【治　则】补益脾肾,疏通经脉。

【治　法】腹针天地针(即中脘、关元)、商曲、滑肉门、左上风湿点。

【疗　效】治疗 20 分钟后,患者颈部疼痛消失,活动灵活;次日来诊诉晚上睡眠时疼痛减轻,晨起颈部活动已正常,肩及左臂症状明显改善。继续按前法治疗 7 次,患者症状消失。

【点　睛】腹针疗法在取穴定位上是神龟的全息影像,中脘为头,关元为尾,滑肉门为肩,商曲位于颈与肩的结合处。腹针治疗颈椎病的处方由中脘、关元、商曲、滑肉门组成。颈椎骨质增生多与肾虚相关,所以取关元以补肾;颈椎骨质增生的发生率很高,但有临床症状的只是一部分,有临床症状者大部分与颈部的肌肉功能欠佳有关,而脾主肌肉、四肢,故取中脘以补脾;滑肉门疏通上肢及头部的经气;商曲治疗局部的病变。

【按　语】天地针是一组腹针的常用方,由中脘、关元组成。中脘是胃的募穴,胃与脾相表里,有水谷之海之称;关元是小肠的募穴,别名丹田,有培肾固本、补气回阳之功,故两穴合用具有补脾肾的功能。

小　结

颈椎病主要是由于颈椎间盘退行性改变,颈椎骨质增生,连接韧带变性,造成临近神经根、脊髓、椎动脉受压而产生的临床症状和体征。杨甲三教授认为颈椎病的根本病机是肝肾不足,筋骨失养,同时兼风寒外袭,经脉气血不畅,或肝阳上亢,少阳枢机不利,从而出现头项强痛、眩晕欲仆等症状。本病初起时以标实为主,随着病程的延长和病情的进展,损及后天脾胃,临床表现还会有肢体麻木、肌肉萎缩、筋骨拘挛,以本虚标实、下虚上实为矛盾的主要方面。病虽根于肝肾不足,但其症状却主要反映于体表头项阳位,故治疗以清上补下,处方以阳经腧穴为主。

基本处方:风池、天柱、列缺、后溪、颈部夹脊穴。

在具体应用时尚可根据临床症状加减化裁,如眩晕加百会,手指麻木加外关、八邪等。

风池是足少阳与阳维之会,既能平息上扰之风阳,又能疏散外感之风邪,是治风之要穴。风池又位于颈项部,具有疏利颈部关节的作用。天柱为足太阳经穴,可祛风散寒、疏通经络,正如《百症赋》所载:"项强多恶风,束骨相连于天柱。"列缺是手太阴肺经的络穴,通于任脉,具有宣肺散邪、通调任脉之功,可治头项疼痛,《四总穴歌》有"头项寻列缺"之说。又任脉属肾,主一身之阴,且肺、肾金水相生,虚则补其母,故列缺又具有益阴之功,补肾阴以治本。后溪是手太阳经的输穴,通于督脉。如《难经》所言"输主体重节痛",可疏通项背部经气。后溪通于督脉,又可清上焦虚热,平上扰之风阳。列缺配后溪,一个通调任脉益阴潜阳,一个通调督脉疏风清热,使任督畅达,阴阳和调。

颈部夹脊穴是一组穴位,各位于相邻颈椎棘突间,旁开中线0.5寸,靠斜方肌内缘取穴,临床常用颈3~颈7两侧的夹脊穴共10个穴位。这组穴位临床应用较多,具有疏通经脉、通经止痛的功能。

总观全方,风池、天柱祛风散邪,疏通经络,以治标为主;列缺、后溪既散邪通脉治其标,又补下清上、调和阴阳治其本;夹脊穴疏通气血,直治其病位所在,组方严谨,丝丝入扣。

第二十四节 行 痹

陆瘦燕验案 ▶▶▶▶

◇汪某,男,22 岁,1963 年 4 月 30 日初诊。

【主　诉】四肢关节酸痛、游走不定 2 个月。

【现病史】患者无明显诱因出现四肢关节酸痛、游走不定。

【刻下症】四肢关节酸痛、游走不定,以膝关节及手腕关节屈伸不利为主,伴眩晕、神疲、胸闷、心悸、小便短赤。

【舌脉诊】舌胖,苔薄,脉弦数,少阳颔厌脉盛。

【辨　证】风气偏盛者为行痹。本例患者外感风、寒、湿三气之邪,内因水亏木旺,肝风躁动,内、外之风相兼,故四肢关节游走作痛,发为行痹之证。心悸胸闷者,痹邪有入心之势。

【诊　断】西医诊断:关节炎。

　　　　　中医诊断:行痹(水亏木旺,风阳浮动)。

【治　则】育阴潜阳,疏风利湿。

【治　法】穴位选取百会、风池、风府、犊鼻、膝眼、中渚、合谷、侠溪、太溪、太冲,用提插捻转补泻法。太溪用补法,余穴用泻法,留针 10 分钟。

【疗　效】上法施治 4 次,患者眩晕减轻、肢节酸痛渐舒,但仍心悸、胸闷、脉细弦而滑。颔厌少阳脉盛,痹邪入心,心神受扰,治疗再宗前法,兼以宁心。穴位选取风池、郄门、神门、中渚、合谷、太溪、太冲,用提插捻转补泻法;太溪用补法,余穴用泻法,留针10分钟。针刺治疗12次后,患者脉小弦带数,左大于右,额厌脉平,舌苔薄白。穴位选取风池、郄门、额厌、太冲,用提插捻转泻法,留针10分钟。

【点　睛】陆老泻百会、风池、风府以祛风潜阳;泻合谷、太冲开四关以震慑躁动之风阳;补太溪滋肾水以涵肝木;泻神门、郄门以疏内犯心君之邪。此外,"循脉之分","各随其过",取病痛肢节部的经穴以蠲痹定痛,针治12次而见显效。

杨金洪验案 ▶▶▶

◇孔某,女,47岁。

【主　诉】双上肢疼痛,左上肢无力及腕、掌、指功能障碍3个月。

【现病史】患者于3个月前受凉后突发双上肢刺痛、麻木,如针扎样,并有放电感,伴颈部僵硬不适感,左侧为重;进而加重为左上肢不能抬举,臂、手、指活动障碍;就诊于北京某医院,MRI示颈椎间盘突出,腰4、腰5椎体融合,手术后右上肢功能恢复,可抬举、握物,力量稍差且仍疼痛;左上肢可抬举,但腕、五指不能背屈,屈曲也无力,伴疼痛、怕风、怕冷,其余无其他不适。

【刻下症】双侧肩、臂、手疼痛与麻木,左腕、五指不能背屈,屈曲无力。

【舌脉诊】舌淡红,苔薄白,脉细弦。

【辨　证】患者素体虚弱,外感风、寒、湿邪,闭阻经络,气血不能畅行引起肢体及关节疼痛、麻木、活动不利。

【诊　断】西医诊断:颈椎病,桡神经神经源性损坏。

中医诊断:痹病(风寒痹阻经络)。

【治　则】疏风散寒，行气通络止痛。

【治　法】穴位选取百会、风池、肩髃、臑会、手三里、外关、合谷、八邪、阿是穴，电针留针30分钟。另选手臂上3个穴位，采用温针灸。每日1次，10次后隔日1次。治疗30次。

【疗　效】治疗10次后，患者疼痛明显好转；20次后，疼痛基本消失，前臂手指肌力加强，屈曲改善；30次后，腕关节背伸的功能也有所改变，但仍差。

【点　睛】本案例为难治病症。使用温针灸可散寒止痛、通经活络，对于风、寒、湿邪入里，病情较重患者可取得较好疗效。

第二十五节　着　痹

陆瘦燕验案 ▶▶▶

◇诸某,男,30岁,1963年6月7日初诊。

【主　诉】右侧肢体关节酸楚疼痛十余年。

【现病史】患者右侧肢体关节酸楚疼痛十余年,并有腰部不仁之感。

【刻下症】右侧肢体酸痛、麻木,手指握物无力,腰酸遗精,下肢痿软,头晕,食欲差,大便溏薄,每日2次。

【舌脉诊】舌红,苔腻。寸口脉濡缓,太溪、冲阳、太冲俱细,颔厌脉大。

【辨　证】湿气盛者为着痹。本例患者肢节酸楚,腰部不仁,下肢痿软,食欲差,便溏,脉濡缓,苔腻,俱是湿邪偏胜之象;腰酸遗精是肾亏之象;头晕,舌红,颔厌脉大是虚阳上浮之象。本案例为肝、脾、肾同亏,脾湿困倦而肝阳上亢。

【诊　断】西医诊断:关节炎。

中医诊断:着痹(脾湿兼肝肾亏虚)。

【治　则】滋水抑木,扶土运湿。

【治　疗】穴位选取风池、颔厌、太溪、行间、肾俞、足三里、脾俞、阴陵泉,以及右侧的曲池、手三里、阳陵泉、绝骨、八邪。太溪、肾俞、足三里、脾俞用提插捻转补法,余穴用泻法,留针10分钟。

【点　睛】着痹可用温灸法,但本例患者有虚阳上亢之象,故单用针刺。

取风池、颔厌以泄清空浮阳;太溪、肾俞、足三里、脾俞以益脾肾;泻行间以泻肝火;泻阴陵泉以利湿;泻右侧穴以蠲痹通络。

程莘农验案 ▶▶▶

◇右某,男,26 岁,1992 年 8 月 31 日初诊。

【主　诉】双膝部沉重疼痛半年。

【现病史】患者半年前因受风寒引发双膝部沉重疼痛。

【刻下症】双膝沉重疼痛,胃脘部胀满隐痛,食生冷后胃脘疼痛加剧,大便稀软,腰部酸楚不适,面色微晦。

【舌脉诊】舌边有齿痕,苔白滑,脉弦滑、尺弱。

【辨　证】患者因感寒湿之邪偏重,所以膝部沉重疼痛;寒湿困脾,脾产湿而恶湿,运化失司,胃脘胀满疼痛,大便稀软;面晦、腰酸、尺弱是肾虚之象。

【诊　断】西医诊断:膝关节炎。

中医诊断:着痹(寒湿内侵)。

【治　则】祛寒除湿,通经止痛,温胃健脾。

【治　法】穴位选取风池、内外膝眼、鹤顶、阴陵泉、阳陵泉、足三里、三阴交、悬钟、昆仑、天枢、中脘、关元。中脘、关元用灸法;余穴用平补平泻法。

【疗　效】治疗 5 次后,患者双膝沉重疼痛、胃脘胀满隐痛减轻;治疗 10 次后,患者胃脘胀痛明显减轻,膝部沉重疼痛已痊愈。

【点　睛】灸中脘、关元以固本益肾,兼祛寒除湿,通经止痛,温胃健脾。

【按　语】鹤顶——经外奇穴,位于膝上部,髌底的中点上方凹陷处。主治膝关节酸痛,鹤膝风,腿足无力等。

第二十六节　痛　痹

程莘农验案 ▶▶▶

◇赵某,男,23岁,1987年12月2日初诊。

【主　诉】左下肢疼痛3个月,加重半个月。

【现病史】患者3个月前出汗后淋浴,后即感左小腿疼痛、酸胀不适,半个月前天气转冷,出现左下肢疼痛加重。

【刻下症】左下肢后侧疼痛,昼轻夜重,得热则舒,动则痛甚,伴下肢拘急,饮食尚可,经服中药及吲哚美辛(消炎痛)后,疗效不佳,遂来就诊。

【舌脉诊】舌淡紫,苔白,脉弦紧。

【辨　证】患者汗后,腠理疏松,衣里湿冷更兼贪凉淋浴,风、寒、湿邪乘虚而入,杂合为痹,寒气为胜而成痛痹之证。舌淡紫为寒邪痹阻而致血瘀,脉弦主痛,紧主寒。

【诊　断】西医诊断:关节炎。

中医诊断:痛痹(寒湿痹阻)。

【治　则】祛邪通络,活血止痛。

【治　法】穴位选取百会、大椎、风池、腰阳关、肾俞、三阴交,以及左侧的环跳、次髎、委中、承山、昆仑。风池、大椎、委中、昆仑用泻法;余穴用平补平泻法;腰阳关用灸法,每日1次。

【疗　效】初诊时患者左下肢痛剧,活动受限,夜间需服4片吲哚美辛

（消炎痛）方能入眠。经上方治疗 6 次后,患者下肢疼痛明显减轻,活动基本不受限制,停用止痛药后,夜间尚有轻微疼痛,下肢拘急症状消失,脉弦,舌淡红。守方治疗 12 次后,患者症状全部消失,嘱其注意保养,半年内忌过于负重并避风寒,2 个月后随访未见复发。

【点　睛】痛痹用大椎、风池、三阴交急祛其邪,配合局部取穴,疏通经络。患者痊愈后,注意医养并重,嘱其避免过劳负重。

刘淘新验案 ▶▶▶▷

◇患者,男,72 岁,1998 年 10 月 1 日初诊。

【主　诉】右大腿内侧疼痛约 2 年。

【现病史】患者右大腿内侧疼痛,疼痛部位不定;或持续数小时,或时重时轻;活动、行走加重,常需借助拐杖;活动受限。患者无外伤史,时因腿痛而烦躁,似无明显诱因;经多方求治无功。患者左腿因于战伤有时发凉,不痛;有 5～6 年哮喘史,吸气难;6 天前有过呼吸困难,服药后好转;对粉尘过敏,秋季明显;平素痰多稍黄,气短乏力,自汗较重,常觉手心热、身热,无其他不适,纳佳,眠尚可,二便调。

【刻下症】右大腿内侧疼痛,活动受限,面颊部泛红,语声低,时有清咽微咳声。检查:右股内侧压而泛痛,无特异阿是点。

【舌脉诊】舌红绛,苔白。右脉弦、寸弱,左脉弦、尺弱。

【辨　证】经络阻滞,不通则痛。肺肾两虚,气阴不足而致哮喘。肺气虚弱,故气短乏力、自汗,痰生气逆而喘。肾气虚弱故吸气难;痰黄,手心热,身热,舌红绛均为阴虚内热的表现;左尺脉弱为肾虚之象。

【诊　断】西医诊断:非典型性股内收肌综合征待查,过敏性哮喘。

中医诊断：痛痹（阴跷脉痹阻），哮喘（肺肾两虚）。

【治　则】通经活络止痛，兼补气养阴以调肺肾。

【治　法】针刺右侧大腿疼痛处、腹股沟下方及右膝上方沿足三阴经各取一穴，用平补平泻法。太渊、太溪轻刺。隔日1次。

【疗　效】二诊：针后腿痛减轻，但数小时后疼痛如故，右下肢加针太冲、太白、三阴交。

三诊：治后痛止仅半日，改查左上肢内侧有数个阳性点，针刺之。

四诊：止痛时间仍不长，针刺局部和足三阴经原穴与合穴。

五诊、六诊：加针耳针股内侧，止痛时间延长。

七诊：见患者拖曳右腿进入诊室，忽有所悟"用跷脉"，故针照海。针下痛止，活动自如。患者自此告别腿痛，旅游他方，赞针灸曰："中国银针，治病神效。"同时嘱患者饮食宜忌，以防哮喘发作。

【点　睛】医者于本案例前治疗痹痛少用跷脉。此例用循经取穴法、阿是穴法、体穴、耳穴配合等方法，先后针刺阿是穴、原穴、合穴、交会穴等，疗效只能持续一段时间；后忽然想到下肢活动不利应为跷脉有恙而刺之，一针而愈。自此凡遇下肢痹痛常规治疗效差者，必查阴跷、阳跷，治疗多获良效。

【按　语】青龙摆尾——为针刺补法，是在行针时，将针尖朝向病所，至针下有针感时使针尖有被咬住之感，此时不进不退，针尾向两侧摆动，以加强针感的传导，达到催气、运气的目的。

白虎摇头——为针刺泻法，是在行针时，左手采用关闭法（找准穴位后，以左手大指压在针孔下方，使针感不向下传导），右手运针，针尖朝向病所，至针下有针感时，右手使针体略弯，由下向上从左侧环动针体形成半圆状，再从同侧将针体从上向下退至原点，行针时加以摇振，促使针感循经放散。

苍龟探穴——属平补平泻法，行针时可将针以上、下、左、右不同部位和方向捻转行针，逐渐深入，如苍龟入土探向，四方反复钻剔透刺，使针感连续出现，循经传导。

　　赤凤迎源——亦属平补平泻法,行针时先将针插至地部,候见感应,复将针提到天部,待针下气至针体摆动,再将针插至人部,行提插捻转,有针感后右手拇、食二指上、下、左、右快速捻转,一捻一放,似展翅飞扬之状,使针感循经放散传导。

第二十七节 热 痹

杨永璇验案 ▶▶▶

◇患者,女,59岁。

【主　诉】左肩灼痛不适2天。

【现病史】2天前患者无明显诱因突然发热,烦躁不宁,左肩灼痛,前来就诊。

【刻下症】左肩灼痛,抬举困难,红肿按之灼热,伴口渴、便秘。体温39.6℃。

【舌脉诊】舌红苔剥、中有裂纹,脉滑数。

【辨　证】热痹发病,临床表现为关节灼热疼痛,伴有口渴、胸闷等全身症状,病起急骤,不单是肩关节,往往走窜各处关节。舌红苔剥、中有裂纹,脉滑数为热盛伤阴之象。

【诊　断】西医诊断:肩周炎。

　　　　　中医诊断:热痹(阴伤火盛)。

【治　则】清热疏络。

【治　法】穴位选取左侧的肩髃、肩髎、曲池、外关、合谷。肩髃、肩髎用阳中隐阴法;曲池、外关、合谷用提插泻法。

内服汤药:川桂枝3克,生石膏30克(先煎),知母9克,生山栀9克,炒赤芍9克,淡黄芩6克,忍冬藤9克,制大黄6克,生甘草3克。1剂,水煎服。

【疗　效】第2日,在上述汤药方中加石斛9克。第3日,患者身热已退,肩痛得减,左肩活动好转,体温36.9℃,舌质红而渐润,脉细而滑。继续针药并用。共治疗5天,肩痛消失,活动如常。

【点　睛】本案例针药并用,内服汤药用白虎加桂枝汤加减。

【按　语】阳中隐阴法——视穴位的可刺程度,分浅、深两层操作。进针后先在浅层行补法,紧按慢提九数,再进入深层行泻法,紧提慢按六数,是一种先补后泻的方法,用于治疗先寒后热的病症。

阴中隐阳的操作方法与阳中隐阴相反,两法均属于补泻兼施法,适用于虚实夹杂之证。阴中隐阳的操作方法见本章第十四节心悸之陆瘦燕验案。

小结

痹者"闭"也,是阻塞不通的意思。痹病是指外邪侵袭,痹阻经络,引起肌肉或关节疼痛、肿大、重着的一类疾患。痹病的病因为"风、寒、湿三气杂至,合而为痹",其风气胜者为行痹,寒气胜者为痛痹,湿气胜者为着痹,郁久化热者为热痹。祛邪通络为痹病的治疗原则,行痹以针为主;痛痹可配合灸法,疼痛剧烈者可配合用皮内针;着痹可针灸并施;热痹针刺用泻法。

处方选穴以局部阳经腧穴为主,结合循经远道取穴。全身疼痛取后溪、申脉、大包、膈俞;腰痛取腰阳关;髋关节痛取环跳、居髎、阳陵泉;膝关节痛取内膝眼、外膝眼、阴陵泉、阳陵泉;小腿麻痛取承山、飞扬;踝关节痛取解溪、丘墟、太溪;肩关节痛取肩髃、肩髎、肩内陵、曲池;肘关节痛取曲池、手三里、天井;腕、指、掌关节取阳池、阳溪、腕骨、后溪、阿是穴。

骨节变形配大杼;寒盛配灸肾俞、关元;风盛配膈俞、血海;湿盛配三阴交、阴陵泉;发热配大椎。

第二十八节　筋　痹

杨介宾验案一 ►►►

◇叶某,女,24 岁。

【主　诉】左手指端麻木半年。

【现病史】患者自诉半年前不明原因渐起左拇指麻木,半个月后左手食指、中指、环指均发麻,曾到某医院就诊,经多种理化检查未发现异常,肌内注射维生素 B_1、维生素 B_{12},并服多剂中药,麻木未减。近 2 个月来,自觉麻木程度加重,余无不适。

【刻下症】左上肢及手指未见肿胀,肤色正常。

【舌脉诊】舌偏红,苔薄白,脉细。

【辨　证】此乃经络痹阻,气血运行不畅,肌肤失其濡养所致。由于阳气痹阻,血行不畅,肌肤失于温养,所以患者自觉局部肌肤麻木不仁。

【诊　断】西医诊断:肢端麻木症。

　　　　　中医诊断:筋痹(筋脉痹阻)。

【治　则】通经接气,活血化瘀。

【治　法】穴位选取少商、商阳、中冲、合谷、二间。诸穴均取患侧,井穴用三棱针点刺出血,合谷、二间针用泻法,隔日治疗 1 次。

【点　睛】治疗当以疏通经络、行气活血为要,所谓血行则麻木自止,故取指端井穴刺血,旨在疏通经络,改善血液循环,消除瘀滞,使肌肤得到正常的血液濡养,麻木症状自然消除。

杨介宾验案二 ▶▶▶ ▶

◇波某,女,50 岁,1978 年 10 月 28 日初诊。

【主　诉】双上肢疼痛麻木 6 年。

【现病史】患者身处潮湿之地,于 1972 年 11 月始觉双上肢疼痛麻木,4 个月前血压偏高,其余正常。经西医治疗,病情反复,此次经人介绍来诊。

【刻下症】双上肢疼痛麻木,手指有蚁行感,肩项部痛、有冷感。

【辨　证】患者身处潮湿之地,加之年已五旬,体虚气弱,风、寒、湿邪易乘虚而入,阻滞经络脉道,致使气血不通,而发为本病。

【诊　断】西医诊断:风湿性肢端麻木症。

中医诊断:筋痹(风寒湿痹阻筋脉)。

【治　则】通经活络,除湿止痛。

【治　法】中冲、商阳、关冲、少商点刺出血 0.5～1 mL;肩外俞、风门刺络拔罐,出血约 5 mL。

【疗　效】治疗 10 次,患者基本痊愈。

【点　睛】邪阻经络日久,唯施针砭方能奏功,治宜直攻其邪,使寒湿之邪随血而出,经络得通,气血得和,而病体自愈。

小　结

麻木之症,古代称为"不仁",是指肌肤感觉消失或减退的一种自觉症状,若见于四肢末端者,称为肢端麻木症。杨介宾教授认为,形成麻木的原因虽多,但总属气血病变,因此治疗当遵循"通其经络,调其血气"的原则。杨老根据多年临床经验,常取井穴刺血,可起到通经接气、活血消瘀的作用,再根据病情,配合使用其他针灸疗法,可使经络通畅,气血调和,手指或足趾麻木感迅速减轻直至消失。

第二十九节 痿 证

程莘农验案一 ▶▶▶

◇胡某,女,21 岁,1992 年 7 月 23 日初诊。

【主 诉】双侧乳房未发育 5～6 年。

【现病史】患者双侧乳房平塌如幼女,1991 年 2 月于北京某医院做妇科检查,激素各项指标正常,子宫稍小、后倾,右少腹有肿块(2 cm×3.5 cm),前来就诊。

【刻下症】双侧乳房平塌如幼女,性格内向,平素喜生闷气;月经15 岁初潮,量多有瘀块,月经期间腰腹疼痛;时头晕,胸闷,烦躁,夜卧不安,多梦,纳差,面色萎黄,右少腹部有一肿块,无痛或隐痛。

【舌脉诊】舌淡紫、尖红,苔白,脉细弦。

【辨 证】乳房及少腹部位为肝经循行之处,由肝所主。肝为"将军之官",性喜条达。患者肝气郁结,致乳痿不育;气病及血致少腹有肿块;肝克脾土,生化不足,所以纳差、头晕;气郁生热,上扰神明,故烦躁、夜卧不安;气滞血瘀,肝藏血、脾统血失职,所以月经量多、有块,腰腹疼痛。

【诊 断】西医诊断:乳房发育不良。

中医诊断:痿证(肝郁气滞)。

【治 则】疏肝解郁,通调气血。

【治 法】穴位选取膻中、膺窗、天池、乳根、期门、气海、归来、内关、合谷、足三里、三阴交、曲泉、阳陵泉、太冲。气海、足三里、三阴交用补法,余穴用平补平泻法。

【疗 效】治疗 8 次后,患者乳房、乳晕开始发育,触诊肿块已小,食欲增加,体型渐胖。治疗 3 个疗程后,诸症明显好转,乳房已见隆起,触之肿块时隐时现。患者因家住较远,未继续治疗。

【点 睛】乳瘘即乳房瘘证,系指青年女性乳房不发育的一种疾病。乳房属厥阴、阳明二经,治疗以疏肝解郁、健脾益胃为主,常用腧穴为乳根、天池、膺窗、期门、膻中、合谷、太冲、足三里、三阴交、少泽、中脘、气海等。

程莘农验案二 ▶▶▶

◇吴某,男,43 岁,1985 年 11 月 2 日初诊。

【主 诉】右下肢膝部以下肌肉萎缩 20 余年。

【现病史】患者自述 20 年前无明显原因出现右下肢小腿肌肉萎缩,现大腿肌肉也开始萎缩。

【刻下症】患者右下肢肌肉萎缩、无力,自觉右半身发凉、有时疼痛,但痛无定处,右侧牙咀嚼无力,行走欠利,饮食尚可,二便正常。

【舌脉诊】舌淡红、中有裂纹、边有齿痕,苔薄,脉弦细。

【辨 证】患者素体脾胃虚弱,且久病成虚,中气受损,脾胃受纳、运化、输布功能失常,气血津液生化不足,无以濡养五脏、运行气血,以致筋骨失养,关节不利,肌肉瘦削,肢体痿弱不用,自觉发凉。

【诊 断】西医诊断:肌肉萎缩。

中医诊断:痿证(气血亏虚)。

【治 则】疏经通络,强健脾胃,补益气血。

【治　法】穴位选取百会、大椎,以及右侧的肩髃、肩髎、曲池、外关、风市、阴陵泉、阳陵泉、足三里、三阴交、太冲。梅花针轻叩四白、颧髎穴周围;重叩足阳明下肢线。

【疗　效】按上方治疗 10 次,患者的症状有所好转,右半身疼痛减轻,右上肢已基本不凉,右下肢发凉减轻,右侧牙仍咀嚼无力,舌尖嫩红,脉弦。于前方加颊车(右)、合谷(右)、后溪(右)。

治疗 40 余次后,患者右半身已不发凉,仍感右小腿及右踝部乏力,其余无不适,继续前方治疗。此后,又治疗 15 次,右腿乏力好转。此患者患病时间长达 20 年之久,且病较顽固,经过 65 次治疗,病情明显好转。

【点　睛】《素问·痿论》言:"阳明者,五脏六腑之海,主润宗筋,宗筋主束骨而利机关也。"故以梅花针重叩多气多血之足阳明下肢线;轻叩四白、颧髎穴周围以疏通局部气血;痿病筋脉弛缓,软弱无力,阳明主润宗筋,厥阴肝属木主筋,肝胆相表里,故取阳明经之肩髃、曲池、足三里,少阳经之肩髎、外关、风市、阳陵泉,肝经之太冲;足三里与脾经之三阴交、阴陵泉相配,以强健后天之本。阳陵泉为筋会,可通调经气,补养气血,濡润筋骨。百会、大椎为督脉经穴,取之以调和阴阳、疏通气血。诸穴相配,共奏疏经通络、强健脾胃、补益气血之功。

程莘农验案三 ▶▶▶

◇李某,男,14 岁,1987 年 2 月 25 日初诊。

【主　诉】左侧肢体肌肉萎缩、半身不遂 13 年余。

【现病史】患者于出生后即发现右眼不能睁开,半年后发现左手不能持物,继而出现左腿无力,曾在北京某医院被诊断为"先天性小儿麻痹",经注射加兰他敏、维生素等药物及针灸治疗后未见好转。患者活动不利,智力尚可,余无不适。

【刻下症】右眼睑下垂,左侧肢体肌肉萎缩。

【舌脉诊】舌红,苔薄白,脉沉。

【辨　证】患者先天禀赋不足,肝肾精血亏虚,不能濡养筋骨、经脉,而成痿证。筋肉失养日久,而见肌肉萎缩。

【诊　断】西医诊断:小儿麻痹后遗症。

中医诊断:痿证(肝肾精血亏虚)。

【治　则】填精补髓,通脉强筋。

【治　法】穴位选取百会、大椎、风池、合谷、足三里、太冲、三阴交、阳陵泉;左侧的肩髃、手三里、外关、后溪、阳溪、中泉;右侧的阳白、头临泣。梅花针轻叩手阳明大肠经。

【疗　效】1987年5月15日,患者治疗60余次后,左手功能已有较大恢复,能帮助穿衣持物,上臂肌肉较前明显丰满,患者家属对疗效满意,嘱咐继续针灸治疗。患者左手腕部肿胀渐消,痛较前轻。穴位选取百会、大椎、风池、合谷、太冲、三阴交、阳陵泉;右侧的阳白、头临泣、四白、攒竹;左侧的肩髃、肩髎、偏历、手三里、阳溪、中泉。梅花针轻叩手阳明大肠经。

1987年8月7日,针刺及梅花针治疗5个月,左侧肢体活动功能有所好转,左上臂肌肉较前丰满,手指及腕部活动较治疗前有较显著好转,右睑下垂亦减轻,眼裂较前增大,因患儿欲回吉林继续学业,故带回处方回家治疗。

【点　睛】百会为手、足三阳与督脉之会,调和阴阳,疏通气血;大椎宣通阳气;合谷为大肠经原穴,属阳主气,太冲为肝经原穴,属阴主血,合谷、太冲相配名为"四关",二原相合,四关冲盛,气血相合,阴阳调和;肩髃为多气多血之阳明经穴,外关为手少阳三焦经络穴,后溪为太阳经穴、通督脉,三者相配以疏通上肢经气;足三里为足阳明胃经之下合穴,三阴交为肝、脾、肾经之交会穴,二者相配可健脾胃、益肝肾、调气血、通经络;阳陵泉为筋之会,以强筋疏肝;阳白、头临泣疏通局部气血。

【按　语】中泉——经外奇穴,位于腕背横纹中,当指总伸肌腱桡侧的凹陷中,主治掌中热、腹胀、腹痛、咳嗽、气喘等。

薄智云验案 ▶▶▶

◇张某,男,11 岁,1992 年 1 月 16 日初诊。

【主　诉】双手活动不利、右下肢软弱无力 11 年。

【现病史】患儿出生时因难产,使用产钳助产时致颅内出血,出生后住院 52 天。11 年来,双拇指内屈于掌心,不会屈伸。

【刻下症】患儿双拇指内屈于掌心,不会屈伸,其余四指屈伸正常,但手无功能,生活不能自理,穿衣、吃饭均靠家长帮助,右下肢软弱无力,右足行走时足尖不能离地,易摔跤。

【舌脉诊】舌淡萎软。

【辨　证】患儿出生时脑部受到外伤,以至肾不能“主骨生髓”,发为痿证。

【诊　断】西医诊断:小儿脑瘫后遗症。

　　　　　中医诊断:痿证(脾肾亏虚)。

【治　则】补益脾肾,疏通经脉。

【治　法】腹针天地针、滑肉门。

【疗　效】治疗 5 分钟后,患儿双拇指可伸展;留针 30 分钟后,双手拇指已能配合握笔,但仍活动不灵活。后又按前法治疗 2 次,双拇指活动较前灵活,可拿小物件并自己进食,行走时右足亦较有力,嘱其进一步加强功能锻炼。

【点　睛】本例患者使用的是薄氏腹针疗法。天地针由中脘、关元组成,两穴合用具有补益脾肾的功能。中医认为"肾主骨生髓",肾虚则骨不坚;"脾主肌肉、四肢",脾虚则四肢与肌肉不得养。因此,与脾肾亏虚相关的疾病均可用天地针进行治疗。

小　结

　　痿证系指肢体筋脉弛缓,软弱无力,甚则引起肌肉萎缩或瘫痪的一类病症。本病的发生每因温毒犯肺,津血过耗,以及温热浸淫以致筋脉失养。西医多见于急性脊髓炎、进行性肌萎缩、重症肌无力、多发性神经炎、周期性瘫痪等疾病。《素问·痿论》言:"阳明者,五脏六腑之海,主润宗筋,宗筋主束骨而利机关也。""治痿独取阳明",故治疗痿证,多配合使用梅花针叩手阳明大肠经,随症加减,选穴治疗。

第三十节　上睑下垂

郑魁山验案 ▶▶▶ ▶

◇曾某,女,7 岁,2003 年 10 月初诊。

【主　诉】(其父代诉)右眼上睑不能抬起 3 天。

【现病史】患儿 3 天前无明显诱因出现右眼上睑不能抬起。

【刻下症】患儿 3 天前右眼上睑不能抬起,遮盖瞳孔上方1/2,眼睑闭合不全,眨眼受限,迎风流泪,目眵增多,干涩,视物昏暗,视力逐渐下降。

【舌脉诊】舌淡红,苔薄白。

【辨　证】证属脾气虚弱,风中脉络。

【诊　断】西医诊断:眼睑下垂。

中医诊断:上睑下垂(脾气虚弱,风中脉络)。

【治　则】疏风通络,健脾益气。

【治　法】穴位选取攒竹、太阳、鱼腰、四白、风池、足三里、脾俞。诸穴用热补针法,每日 1 次,10 次为 1 个疗程。

【疗　效】治疗 2 个月后,患儿症状明显好转,眨眼有所改善,眼睑可以完全闭合,双眼平视基本对称。

【点　睛】足三里、脾俞健脾益气,余穴疏风通络,标本兼治。

【按　语】热补针法是郑魁山教授创立的一套独特针法,刺激量介于烧山火和进火补之间,临床应用广泛,治疗一切虚寒证效果显著。术者左手拇指或食指紧按针穴,右手将针刺入穴内,候其气至,左手加重压力,右手拇指向前连续捻按 3~5 次,候针下沉紧,针尖拉着有感应的部位,连续重按慢提 3~5 次;拇指再向前连续捻按 3~5 次,针尖顶着产生感觉的部位守气,使针下继续沉紧,产生热感。根据病情留针后,术者缓慢将针拔出,急扣针穴。每日治疗 1 次,10 次为 1 个疗程;也可根据病情隔日进行治疗。

肖少卿验案 ▶▶▶▶

◇蔡某,男,27 岁,1988 年 11 月 19 日初诊。

【主　诉】双眼上睑下垂 10 年。

【现病史】10 年前患者无明显诱因出现双眼上睑下垂,伴语言嘶哑、腰腿酸软,晨起或休息后减轻,偶因劳累则加重,曾经某省立医院诊断为"重症肌无力"。患者服溴吡斯的明、氯化钾、泼尼松等,治疗 8 天而未见效;后服中药 10 剂,亦未获效,特来我科要求诊治。

【刻下症】患者双眼上睑下垂,睁眼提举乏力,遮盖瞳孔,影响视觉。令其视物时表现为仰头、眉毛高耸、额部皱纹加深的姿态。

【舌脉诊】舌淡,苔薄白,脉细弱。

【辨　证】脾主肌肉,眼之上胞属脾,故脾虚气弱则清阳不能上举而致上胞下垂之患;或因风邪中络,经络痹阻而致。中医辨证主要分脾虚气弱、风邪袭络两型。本例患者属脾虚气弱,肾阳亏虚之证。

【诊　断】西医诊断:重症肌无力。

　　　　　中医诊断:上睑下垂(脾虚气弱,肾阳亏虚)。

【治　则】补中益气,升提清阳,培元固本,强健经筋,启喉扬音,开窍解语。

【治　法】针灸与中药并用。针灸处方：①上明、阳白透鱼腰、天突、气海、关元、足三里、陷谷、内庭。②承泣、四白、风池、大椎、哑门、廉泉透海泉、通里、肾俞透命门。以上两组穴位交替使用，每日施术 1 次，留针 30 分钟，针治 10 次为 1 个疗程。药用补中益气汤。

【疗　效】针药并施 1 个疗程后，患者食欲渐增，双眼上睑举提稍觉有力，语言较清楚，腰腿亦觉温暖有力；治疗 2 个疗程后，双眼上睑上举更为有力，语言更为清楚，腰腿尤觉温和。共计针灸 30 次，服药 28 剂，患者痊愈。

【点　睛】针灸治疗以局部取穴与远道取穴相结合，局部取四白、阳白透鱼腰、上明、承泣诸穴针而补之，以激发和调节眼区足太阳、足阳明、足少阳之经气，促使经筋之功能复常；取天突、哑门、廉泉透海泉、通里诸穴针用平补平泻法，以启喉扬音，开窍解语；取气海、关元、足三里、陷谷、内庭诸穴以补中益气，升提清阳；取风池、大椎以通阳达表，清除内、外风邪而疗头目诸疾；更取肾俞、命门透而补之，温而灸之，以培元固本，强壮命火，则更有助于补脾阳。药用补中益气汤者，旨在补中益气，升提清阳；参合右归丸，重在温补肾阳、补益精血、强壮命火而鼓舞脾阳。如此脾气得健，气血生化有权，则眼之上胞下垂之疾自可恢复。

小　结

上睑下垂是由于提上睑肌和米勒平滑肌的功能不全或丧失，以致上睑呈部分或全部下垂。轻者遮盖部分瞳孔，重者遮盖全部瞳孔，有碍美观和影响视力。本病分为先天性上睑下垂和后天性上睑下垂两大类。先天性上睑下垂多为双侧，也可能为单侧，有遗传性，针灸治疗难以奏效，多采用手术的方法矫正。后天性上睑下垂根据病因不同又可分为：①动眼神经麻痹性上睑下垂。②交感神经麻痹性上睑下垂。

③肌源性上睑下垂,多见于重症肌无力患者,一般早晨轻、下午重,休息后好转,劳累数日则立即加重。④机械性上睑下垂,是由于眼肌本身的重量而引起的上睑下垂,如重症沙眼、眼睑肿瘤、组织增生等所致。⑤其他,如眼外伤伤及提上睑肌引起的外伤性上睑下垂、癔症性上睑下垂等。

脾为后天之本,气血生化之源,主肌肉;肾为先天之本,藏精生髓,上荣于目。因此,郑魁山教授认为,上睑下垂与脾、肾两脏密切相关,脾虚、肾虚是发病之关键。针刺治疗可以起到健脾补肾、补中益气、疏经通络的作用,取得满意的疗效,还可避免手术治疗可能带来的弊端及后遗症,如眼睑闭合不全、暴露性角膜炎等。治疗小儿上睑下垂以2~4岁较为恰当。因为患儿3岁左右开始形成内心自身影像,如患儿得不到及时治疗,容易影响其正常的心理发育。

常用穴:睛明、攒竹、太阳、鱼腰、四白、风池。

配穴:先天不足、肾阳衰弱者宜温补肾阳,加命门、三阴交、太溪;后天不足、脾胃虚弱者宜健脾益气,加足三里、脾俞、胃俞;风中睑络者宜疏风通络,加外关、合谷。

第三十一节　面肌瞤动

程莘农验案 ▶▶▶

◇许某,女,62 岁,1992 年 8 月 3 日初诊。

【主　诉】右侧面肌瞤动 10 年。

【现病史】10 年前,患者因工作劳累、汗出复感风邪而致右侧面肌瞤动,曾奔波医治多年效果不佳,遇风、情绪紧张或劳累等可诱发瞤动。

【刻下症】患者右侧面肌瞤动频作,抽搐牵动口眼致口眼㖞斜、夜卧流涎,汗出恶风,肩背酸楚不适,面晦少华。

【舌脉诊】舌淡、边有齿痕,苔白,脉细濡。

【辨　证】营卫失调,卫外不固,风邪乘虚而入。风者,善行而数变,扬其性而面肌瞤动频作。又因患者平素气血虚弱,筋脉失其濡养,更增加了面肌瞤动的次数及强度。

【诊　断】西医诊断:面肌痉挛。

　　　　　中医诊断:面肌瞤动(营卫失和,筋脉失养)。

【治　则】疏散风邪,调和营卫,兼益气血。

【治　法】穴位选取大椎、承浆、风池、四白、颧髎、外关、合谷、足三里、三阴交,以及左侧的太阳、巨髎、地仓、颊车。患侧用补法,健侧用泻法。

【疗　效】治疗 8 次后,面肌瞤动次数明显减少,抽搐强度减弱,面色由晦暗不泽转黄而明净。再针,右侧面肌偶尔出现瞤动,共治疗 3 个疗程,疾病痊愈。3 个月后随访,未复发。

【点　睛】治取大椎、风池、外关、合谷疏散风邪;足三里、三阴交调和营卫,兼益气血;四白、颧髎、太阳、巨髎、地仓、颊车、承浆,系局部取穴。

杨永璇验案 ▶▶▶

◇胡某,女,38 岁。

【主　诉】左侧面肌痉挛 7 年余。

【现病史】患者左侧面肌痉挛已 7 年余,屡治无效,前来就诊。

【刻下症】左侧面肌痉挛,呈阵发性、不规则的面部肌肉抽搐。

【辨　证】面属诸阳,肝木旺盛,风盛则上扰而木动。

【诊　断】西医诊断:面肌痉挛。

　　　　　中医诊断:面肌𥄂动(肝风内动)。

【治　则】清泻肝胆,祛风止痉。

【治　法】穴位选取左侧的风池、太阳、颧髎、口禾髎、攒竹,以及右侧的列缺,用九六补泻法。列缺用补法;余穴用泻法。留针 20 分钟。

【疗　效】针刺治疗 20 余次,面肌痉挛逐渐减轻而愈。

【点　睛】针刺面部穴位应以泻法为主。

小 结

面肌瞤动系指一侧面肌不规则的阵发性跳动,不能自控的疾患。引起本病的原因,"多源于风而责之于肝",因惊吓而致者亦或有之。本病特点:内风多,外风少;虚证多,实证少。瞤动多渐起,若忽略失治,往往缠绵难愈。程莘农院士认为治疗面肌瞤动,患侧和健侧宜一起治疗。同时,患侧面部取穴宜少,针刺手法用补法;健侧面部取穴宜多,针刺手法用泻法。治则:①益阴养血,调肝息风。②调和营卫,祛风活络。③通调气血,宁心安神。

常用腧穴:百会、风池、四白、颧髎、地仓、颊车、外关、合谷、足三里、三阴交。

柔肝可配太溪、太冲;疏风可配大椎、曲池、风门;调和营卫可配大椎、内关;宁心安神可配四神聪、神门。

第三十二节 颤 证

程莘农验案 ▶▶▶

◇李某,男,37 岁,1992 年 3 月 12 日初诊。

【主 诉】手足震颤 10 余年,加重 5 年。

【现病史】患者曾于某医院诊治,未做确诊,治疗无效。

【刻下症】患者晨起时手足震颤明显,心情急躁时病情加重,震颤影响写字、工作及使用筷子,伴失眠、烦躁、健忘,溲黄,时有便血,面晦少泽。

【舌脉诊】舌尖红,苔白,脉弦滑尺弱。

【辨 证】证属阴血亏虚,风阳内动。综观全症,患者系阴血亏虚,筋脉失其濡养,致手足震颤时作;心肾失交,虚火上炎则烦躁、失眠;血虚阴亏,火旺动血则健忘、溲黄、时有便血。

【诊 断】西医诊断:震颤待查。

中医诊断:颤证(阴血亏虚,风阳内动)。

【治 则】滋阴潜阳,濡润筋脉。

【治 法】穴位选取风池、手三里、合谷、内关、神门、阳陵泉、足三里、三阴交、悬钟、太溪、太冲。风池、太冲用泻法;足三里、三阴交、太溪用补法;余穴用平补平泻法。

【疗 效】治疗 1 个疗程后,睡眠等诸兼症好转;治疗 5 个疗程后,手足震颤明显减轻,偶有反复,但患者终止治疗。

【点 睛】本案例治以益阴养血为本。

小 结

　　手足震颤是中老年人的常见疾病,男性多于女性,以肝肾阴血不足、筋脉失养最为多见,督脉为病(伴有脑部症状)、肝气郁结也可引起本病,精神过度紧张亦可导致短暂性震颤。"阴主静,阳主动",益阴养血是治疗本病的基本原则,临床治疗本病以足三里、手三里为主,随症选配其他腧穴,运用补泻手法施治。

第三十三节　肝　风

程莘农验案 ▶▶▶

◇安某,男,7岁,1986年12月4日初诊。

【主　诉】(其母代诉)多动不宁、自言自语3年。

【现病史】患儿于3年前出现多动不宁、自言自语,发病前曾有发热、抽搐病史。患儿足月顺产,其母妊娠8个月时患"妊娠中毒症",在儿童医院被诊为"智力障碍",服用吡拉西坦(脑复康)未能见效。

【刻下症】多动不宁,自言自语,烦躁易怒,旁若无人,不能回答问题,睡眠及饮食尚可,二便调。

【舌脉诊】舌红,苔薄,脉沉细。

【辨　证】患儿病后余邪未尽,肝阴受损,化风窜犯经络则四肢易动,上扰心神则自言自语。

【诊　断】西医诊断:智力障碍。

　　　　　中医诊断:肝风(肾虚肝亢)。

【治　则】平邪通络,宁心安神。

【治　法】穴位选取百会、四神聪、风府、风池、大椎、廉泉、内关、大陵、神门、足三里、三阴交、外关、合谷、太冲。针刺,不留针。

【疗　效】治疗20余次,患儿病情有明显好转。

【点　睛】百会平肝息风醒神,调和气血;四神聪为经外奇穴,可安神定志、益智聪脑;风府为督脉穴、风邪聚结之处,可祛风、通关开窍、疏利经气;风池祛风平肝;大椎宁心安神,宣通阳气;廉泉清咽利窍;大陵、内关、神门宁心安神;足三里、三阴交补脾益智,滋养肝肾;外关为手少阳经络穴、八脉交会穴,可清热通络;合谷、太冲为"四关穴",可镇静安神、平肝息风。诸穴相配,以平邪通络,宁心安神。

【按　语】妊娠中毒症:指妊娠 20 周以后出现的高血压、水肿及蛋白尿,严重时可出现抽搐与昏迷、心肾功能衰竭,甚至发生母婴死亡。妊娠中毒症对刚出生的新生儿也有影响,严重者会出现发育迟缓、假死、死亡或未成熟儿等。

小　结

针灸治疗肝风有较好疗效,家长、学校、社会应共同关心患儿,加强教育、诱导、心理治疗及行为矫正。

主穴:百会、大椎、风池、合谷、太冲。

智力障碍加四神聪;烦躁加内关、大陵、神门;体质差加足三里、三阴交。

第三十四节　痫　病

杨甲三验案 ▶▶▶

◇魏某,女,12 岁,1992 年 9 月 28 日初诊。

【主　诉】癫痫发作 6 年。

【现病史】患儿性情急躁易怒,从 6 岁开始反复发作癫痫,平素每日至少 1 次,以失神为主。

【既往史】患儿出生时曾有窒息。

【刻下症】患儿突然双目凝视,茫然若失或持物脱落,呼之不应,持续数秒钟,其后意识恢复正常;严重时发生从口角或手指等某一处开始的局部抽搐,迅速扩散到一侧上肢或整个半身;情绪不稳时每日发作可达 5~6 次;伴纳谷不香,睡梦咬牙,大便干如羊屎状,3~4 日一行,小便调,双目无神,表情淡漠。曾在某院检查,脑电图显示重度异常,有癫痫波型,诊断为癫痫,予口服药物治疗,效果欠佳。磁共振成像显示左侧枕顶部呈灰白质分布不均。

【舌脉诊】舌红,苔黄微腻,脉弦滑。

【辨　证】癫痫发病主要是由风痰气逆所致。舌质红,苔黄微腻,脉弦滑为痰热内蕴之象。

【诊　断】西医诊断:癫痫。

中医诊断:痫病(风痰气逆)。

【治　则】息风化痰，安神定志。

【治　法】穴位选取大椎、风池、本神、神庭、四神聪、天枢、中脘、气海、内关、外关、足临泣。气海用平补平泻法；余穴用泻法。外关透内关；风池向鼻尖方向刺0.5～0.9寸，不留针；大椎直刺0.8～1.2寸，不留针；本神、神庭、四神聪斜刺0.3寸至皮下。依上法隔日治疗1次，每次留针30分钟。

【疗　效】自针刺治疗后，患者暂未犯病，一直到1992年10月9日，患者在外候诊时，突发从一侧口角开始的一侧肢体的反复性抽搐，急将患者抬至床上，用指压人中、合谷、太冲、后溪、申脉等穴，10分钟后缓解，令患者休息片刻后，仍按前法治疗。午餐时，患者因情绪不稳，又失神发作1次，以后一直未发作，且患者精神状态转佳，双目有神，性情也不似从前那样暴躁，身体逐渐健壮，饮食、睡眠转佳，二便调。1993年1月7日复查脑电图，与1992年9月28日脑电图比较，情况有明显好转，继续针治观察。后来治疗的目的是逐渐减少用药量，直至完全停药。

【点　睛】杨老认为，发作期可取人中、涌泉、百会、合谷、太冲等穴；肢体抽搐明显者可加后溪、申脉以开窍醒神，镇静止抽。缓解期针对风痰这一主要病机，杨老采取息风化痰、安神定志的治疗方法。外关为手少阳三焦经络穴，手少阳三焦经主气所生病，功可理气化痰，透至内关时，亦可治神志病；足临泣平肝息风化痰。二穴为八脉交会穴之固定配穴，可使其平肝息风、理气化痰之作用更强，为治疗痫病之主穴。风池乃风邪汇集入脑之门户，少阳主风，风池乃息风之要穴。大椎属督脉，督脉直接入脑，故大椎可安神定志。风为阳邪，易化热，亦取大椎清热之功。神庭为足太阳、督脉之会，本神乃足少阳、阳维之会，治癫痫吐涎沫，少阳经风、火、痰所致之症，皆可泻之。四神聪为安神定志之经验效穴；脾为生痰之源，脾胃互为表里，故取胃募中脘以化痰；治胃必通肠，故取胃经所属的大肠募穴天枢；化痰需理气，故取诸气之海——气海，四穴合称四门，功可理气化痰，健脾和胃。

程莘农验案 ▶▶▶

◇余某,男,35 岁,1986 年 11 月 7 日初诊。

【主　诉】间断性意识障碍 16 年。

【现病史】患者 16 年前在农村插队时,因受惊吓,遂出现间断性发愣、意识障碍,5~10 分钟即可缓解。曾在某医院做脑电图检查有癫痫波。现每日服用苯巴比妥(鲁米那)、地西泮,每月发病 6~7 次。出生时难产,有新生儿窒息史。

【刻下症】患者发作前面色青黄,肢体乏力,或有咳嗽,面红。发作时面色苍白,口唇发紫,瞪眼,意识丧失,偶有流涎,右侧肢体僵硬且有不自主运动,或有小便失禁。平素性情急躁,心烦易怒,咳嗽有痰,量多不易出,动作迟缓,食欲不振,夜寐欠佳,嗳气腹胀,口干喜热饮,大便干燥,小便黄。

【舌脉诊】舌淡胖,苔薄微腻,脉沉细弦。

【辨　证】气血不畅,不能上荣,故见面色苍白、口唇发紫;清窍失养,故两眼直视、意识障碍。久病多虚,气血不足,故见面色少华、舌淡、脉沉细。肝郁不舒,肝失疏泄,犯及脾土,故见嗳气腹胀,食欲不振。

【诊　断】西医诊断:癫痫。

中医诊断:痫病(气血亏虚,气滞痰凝)。

【治　则】补益气血,理气化痰。

【治　法】穴位选取百会、四神聪、风池、关元、后溪、神门、足三里、丰隆、申脉、三阴交、太冲、太溪,用平补平泻手法。

【疗　效】治疗 30 次后,患者病情明显改善。

【点　睛】患者起病于受惊之后,惊则气乱,气机运行失常,津液不循常道,气滞痰凝,停蓄体内,每遇诱因引动伏痰横窜经络,故用百会、四神聪、神门镇静安神;足三里、丰隆健脾化痰;太冲行气。

小　结

　　痫病是一种发作性神志异常的疾病,俗称"羊痫风"。发病形式多样,最常见的有大发作、小发作、局限性发作和精神运动性发作。大发作者,卒然昏倒,强直抽搐,移时苏醒,醒后如常人;小发作者,仅有短暂的神志丧失,瞪目直视,语言中断或持物落地,无抽搐、昏倒。治疗上宜开窍化痰,平肝息风。

　　发作期:百会、人中、合谷透劳宫。

　　间歇期:百会、风池、大椎、筋缩、间使、腰奇。

　　大发作在白天配申脉,在夜间配照海;小发作配神门、内关、印堂;局限性发作配合谷、太冲、阳陵泉。

　　腰奇——奇穴,位于尾骨端直上2寸,骶角之间凹陷处,可配大椎、百会治疗癫痫。针刺时可沿督脉向上平刺2~3寸。

第三十五节 癔 症

程莘农验案 ▶▶▶

◇席某,男,18 岁,1987 年 11 月 16 日初诊。

【主 诉】不能言语 1 天。

【现病史】1987 年 11 月 15 日 11 时左右,患者无明显诱因突然不能言语,外出后对家的位置判断力差,后被找回。7 岁时曾频发手足抽搐及失语,经针灸治疗后诸症缓解,能参加各种劳动,10 余年未发病。

【刻下症】患者不能说话,睡眠好,纳食好,大小便正常。检查:两目轻度呆滞。

【舌脉诊】舌红,苔薄白,脉细数。

【辨 证】患者幼时稚阴稚阳之体,因虚风内扰而发手足抽搐。现阴血有所耗伤,脉络失其濡养,清窍闭塞,故见失语;神失所养,则两目呆滞少神。

【诊 断】西医诊断:癔症性失语。

中医诊断:癔症(心脾两虚)。

【治 则】调和气血,通闭开窍。

【治 法】穴位选取百会、大椎、廉泉、合谷、三阴交、列缺、照海、太冲。廉泉不留针,余穴用平补平泻法。

【疗 效】当日针后,下午患者语言即已恢复。又巩固治疗 4 次,复诊处方为百会、廉泉(不留针)、合谷、列缺、照海、太冲。

【点　睛】百会苏厥开窍;大椎宁心安神,宣通阳气;廉泉乃局部取穴,常用之治失语;列缺是肺经穴,通任脉上咽,照海为肾经穴,通阴跷脉上咽,二穴相配,共奏开音之效,中医认为肾为声音之根,肺为声音之门,此两穴是治疗失音、声嘶的有效穴;合谷、三阴交、太冲调气和血。诸穴合用,共奏调和气血、通闭开窍之功。

小　结

癔症是神经症之一。中医学认为,此病多由情志抑郁、思虑过度所致。患者精神突然错乱,无端打闹,哭笑无常;或睡眠不醒;有的言语障碍,或肢体瘫痪,或身体震颤和痉挛,似如癫痫;有的突然耳聋、失明等,但经检查没有器质性病变。治疗此类疾病,针灸结合暗示治疗容易见效。

主穴:人中、内关、神门。

状如癫痫配合谷、太冲;瘫痪配哑门、环跳、阳陵泉;睡如木僵配大陵、涌泉;喉中有异物感配天突;失明配睛明;耳聋配听宫、翳风;失语配廉泉、通里。

第三十六节 郁 证

程莘农验案一 ►►►

◇张某,女,21 岁,1984 年 9 月 27 日初诊。

【主 诉】咽中有异物感 1 年余。

【现病史】患者 1 年前因工作不顺心而心情不畅,胸闷不适,逐渐出现咽部如有物梗阻感。曾在某医院诊为"咽神经症",服药治疗无效。

【刻下症】咽中有异物感,伴月经量少、色暗。

【舌脉诊】舌淡,脉细数。

【辨 证】梅核气多见于女性,往往与情志内伤有关,此例属情志不畅,导致肝气郁而挟痰上扰咽部,发为本病。

【诊 断】西医诊断:咽神经症。

中医诊断:梅核气(气郁痰结)。

【治 则】调肝化痰。

【治 法】穴位选取天突、膻中、太冲、合谷、足三里、内关、丰隆、列缺。泻丰隆,余穴用平补平泻法。

【疗 效】治疗 5 次后,患者症状明显好转。

【点 睛】梅核气当治以调肝化痰为法。太冲为肝经原穴,合谷为大肠经原穴,太冲属阴主血,可疏散开导,合谷属阳主气,能升能散,主治七情六欲,太冲配合谷名为"四关",二原相合,四关充盛,气血相合,阴阳调和。膻中为气会,总理全身之气机,配天突以行气开郁;"见肝实脾"取胃之合穴足三里,健脾和胃,以防肝传;取丰隆健脾化痰。

程莘农验案二 ▶▶ ▶

◇耿某,女,17 岁,1980 年 7 月 14 日初诊。

【主　诉】精神异常 2 周。

【现病史】患者因参加高中升学考试,学习负担过重,精神紧张,适逢经期,尤感不适,遂见精神异常,神志时清时昧,易惊,甚则烦躁不安。曾服用安定及中药治疗,效果不明显。

【刻下症】精神异常,不思饮食,大便可。

【舌脉诊】舌红,苔厚微黄,脉弦数。

【辨　证】本案例系思虑太过,情志抑郁,以致肝失条达,脾气不运,津液凝滞为痰,痰浊上逆,神明失常,发为癫证。

【诊　断】西医诊断:抑郁症。

中医诊断:郁证(痰热内结)。

【治　则】理气解郁,化痰开窍。

【治　法】穴位选取百会、四神聪、人中、膻中、内关、神门、大陵、三阴交、太冲。另服安宫牛黄丸,每日 1 粒。

【疗　效】二诊时,穴位加丰隆、攒竹。七诊时,患者精神已恢复,原方去人中加后溪,继续调治。十三诊时,诸症皆有好转,处方调整为百会、四神聪、膻中、内关、神门、三阴交、太冲。又治疗 3 次,精神已基本恢复正常,遂停止治疗。

【点　睛】本病病机较为复杂,涉及手少阴心经、足厥阴肝经、足太阴脾经等,当取多经以调其阴阳。取百会、四神聪、人中开窍醒神;膻中、内关、大陵、神门宽胸理气,宁心安神;三阴交运脾气;丰隆化痰浊;太冲疏肝郁;后溪通督脉,宣通阳气,宁心安神。诸穴合用,化痰解郁,开窍醒神,故取得较好疗效。

纪晓平验案 ▶▶▶

◇颜某,女,43 岁,2002 年 9 月 19 日初诊。

【主　诉】忧郁、焦虑、心烦、悲伤 1 年 3 个月。

【现病史】患者因工作不顺利,人际关系不和,逐渐心情抑郁,并有焦虑、担忧、心烦、多梦,有时会发生无原因的哭泣,至今已有 1 年 3 个月。曾到北京某精神专科就诊,被诊断为抑郁症,给予抗抑郁药氟哌噻吨美利曲辛片(黛力新)每日 2 片、氟西汀(百忧解)每日 1 片、劳拉西泮(罗拉)每日 2 片口服。2001 年 6 月开始服药,服药期间症状缓解。2002 年 1 月停药后症状反复如前,故患者前来要求针灸治疗。

【刻下症】患者忧郁、心悸、焦虑,时常担心,常有不自主的哭泣,有自杀倾向,并有胸胁胀满、食欲减退、心烦多梦等症。

【舌脉诊】舌尖、边红,苔白腻,脉弦数(120 次/分)。

【辨　证】本案例病因是忧郁伤肝,肝气郁结,故有胸胁胀满;肝气郁久会变成肝火,故舌边红,脉弦数。肝属木,脾属土,肝木太盛可以乘脾土,脾主思,故出现焦虑、食欲不振、苔白腻。肝属木,心属火,肝木为心火之母,母病及子,故肝火引起心火,出现心烦、心悸、多梦、舌尖红。肝属木,肺属金,一般情况是金能克木,但本案例肝木太过,反侮肺金,肺主悲,故常有哭泣。本证属于肝气郁结,心肝火旺,肺气郁热,脾气虚。

【诊　断】西医诊断:抑郁症。

中医诊断:郁证(肝肾阴虚火旺)。

【治　则】疏肝解郁,清心火,清肝火,清肺热,健脾胃,补肾阴,抑心肝火。

【治　法】穴位选取太冲、光明、行间、侠溪、内关、神门、鱼际、足三里、三阴交、太溪。足三里、三阴交、太溪用补法,余穴均用泻法,留针30分钟,每周治疗3次。

【疗　效】针灸治疗5次后,忧郁、焦虑、心烦等症均减轻,心率降至100次/分。前后共针灸治疗28次,诸症基本消失,心率降至80次/分。随访5年,未见复发。

【点　睛】中医认为情志活动与五脏有密切关系,所以五脏又称五神脏。七情过度可伤及五脏,五脏功能失调又可引起情志异常。本案例最初为郁怒伤肝,肝气郁结进一步引起了心、肺功能失调,故又出现了焦虑、心烦、易哭等症。本例辨证运用了五行学说生克乘侮的规律,得出了肝、心、脾、肺四脏功能失调的结论,辨证全面而准确。本例用穴是根据辨证、治则选取的,同时充分运用了五输穴的特殊治疗作用。如太冲是肝经原穴,光明是胆经络穴,二穴是原络配穴,可以疏肝理气,为治疗抑郁的主穴。行间是肝经荥穴,可清肝火;侠溪是胆经荥穴,可清胆火。神门是心经原穴,可清心火;内关是心包经络穴,可治疗心烦、心悸。鱼际是肺经荥穴,可清肺热。足三里、三阴交可健脾胃、扶土抑木,太溪可补肾阴而抑制心肝之火。诸穴配合达到了疏肝解郁、清心火、清肝胆火、清肺热、健脾胃、补肾阴的作用。本案例辨证全面,用穴恰到好处,故取得了很好的效果。

小　结

郁证是由于情志不舒、气机郁滞所致,或心情抑郁、情绪不宁,或易怒易哭,或咽中如有物梗塞等。治疗宜调神理气,疏肝解郁。

主穴:人中、内关、神门、太冲。

第三十七节 阳 痿

陆瘦燕验案 ▶▶▶

◇王某,男,48岁,1965年8月17日初诊。

【主　诉】阳痿、小便不能控制18年余。

【现病史】患者于1947年因参加战争,长期俯卧湿地,渐患阳痿、小便不能控制。曾经治疗,未彻底治愈。

【刻下症】患者阳痿,小便不能控制,有时有白块、涩痛;自觉腰背酸痛,四肢无力,头痛头晕。

【舌脉诊】舌淡,脉软。

【辨　证】此案例系寒湿之邪侵袭,肾阳困顿,精气虚寒而致。

【诊　断】西医诊断:阳痿。

中医诊断:阳痿(寒湿侵袭,肾阳亏虚)。

【治　则】祛寒温阳,补肾益元。

【治　法】穴位选取:①关元、中极;②命门、腰俞;③肾俞。以上3组穴位,轮流施灸,艾炷如麦粒大,每穴7壮。

【疗　效】灸治6次后,阳痿痊愈,诸症悉减,精力充沛。

【点　睛】陆老首取关元、中极,灸藏精之处(关元、中极位当丹田,乃男子藏精之处),以祛精寒。次灸命门,以补真火,灸腰俞以暖玉房(本穴夹于白环俞中央。白环俞又名玉房俞,气通玉房。古代炼丹家有"藏精于玉房"

之称,五脏之俞,皆本于太阳而应于督脉,故灸腰俞亦有温暖玉房的功效)。命门、腰俞两穴同灸,祛散督脉寒湿之邪。三灸肾俞以补肾益阳,裨能生化真阴。故治疗6次而诸症消失,精力充沛而痊愈。

程莘农验案 ▶▶▶

◇陶某,男,55 岁,1985 年 10 月 15 日初诊。

【主　诉】阳痿半个月。

【现病史】患者于半个月前与爱人行房时发生争吵,遂致阳痿。

【刻下症】患者阳痿,伴心情不畅,胸闷气短,头晕,腰酸,口干不欲饮,纳谷不佳,眠差,每晚睡 2～3 小时。

【舌脉诊】舌边、尖红,脉弦小数,双尺无力。

【辨　证】本案例由精神不悦,郁而伤肝,肝肾阳气不得宣达而致。舌边、尖红,脉弦小数,双尺无力,为肝肾阳气不得宣达之象。

【诊　断】西医诊断:阳痿。

中医诊断:阳痿(肝郁肾虚)。

【治　则】疏肝解郁,益肾助阳。

【治　法】穴位选取百会、关元、内关、三阴交、太冲。

【疗　效】在初次接诊过程中,先给患者做了必要的解释工作,告知其病属功能性、一时性障碍。次日复诊,患者告知针治当日下午已能正常行房。上方继用,4 次告愈。

【点　睛】《景岳全书·阳痿》曰:"凡男子阳痿不起,多由命门火衰,精气虚冷,或以七情劳倦,损伤生阳之气,多致此证。"《灵枢·经筋》云:"足厥阴之筋,其病……阴器不用,伤于内侧不起。"对情志所伤者,应使患者解除忧虑及惊恐之心,治疗才能收获捷效。在辨证处方上,用关元壮阳益肾,使肾气作强;三阴交调补三阴,而壮阳道;百会升举阳气;太冲疏泄厥阴之气;内关宁心安神。

小 结

阳痿的成因,多由于纵欲竭精,致命门火衰;或思虑过度,心脾受损;或惊恐不释,因而伤肾;亦有湿热下注,宗筋弛纵而致痿者。

主穴:命门、肾俞、关元、三阴交。

取肾俞以补肾;取命门、关元以补下焦之真火;三阴交为足三阴经所会,三阴脉均循少腹而结于阴器,故取之以补三阴,诸穴相配,效如桴鼓。

心脾气虚配心俞、神门、足三里;情志抑郁配行间、太冲;湿热者配阴陵泉。

第三十八节 疝 气

程莘农验案 ▶▶▶

◇李某,男,50 岁,1992 年 1 月 27 日初诊。

【主 诉】睾丸疼痛近 40 年,加重 1 个月。

【现病史】患者自诉因少年时踢足球引发本病,前来就诊。

【刻下症】睾丸肿胀疼痛,反复发作,劳累、受寒后加重,痛甚时影响睡眠。

【舌脉诊】舌尖红,苔白,脉弦滑。

【辨 证】综观本案例,患者阴气积于内,复感寒湿,闭阻任脉及肝经,致睾丸肿胀疼痛时作。

【诊 断】西医诊断:疝气。

中医诊断:疝气(寒湿凝滞)。

【治 则】疏肝理气,温化寒湿。

【治 法】穴位选取百会、关元、归来、曲泉、中封、太冲、大敦、三阴交、肝俞、肾俞。关元用灸法;肝俞、肾俞不留针;余穴用平补平泻法。

【疗 效】间断治疗 5 个疗程后,睾丸肿胀已消,偶尔出现轻微疼痛,基本痊愈。

【点 睛】温通经脉、祛寒湿灸关元;调理肝气用太冲、大敦及肝俞,肝肾同治。

小 结

　　疝气是以体腔内容物向外突出,睾丸或阴囊肿胀疼痛为主症的疾病。引起疝气的原因很多,但不外乎寒、热、湿气的侵袭,以致气血壅阻于任脉、肝经而成。疝气的类型虽多,但以少腹疼痛为主。治疗疝气以任脉、肝经的腧穴为主,多用灸法,如隔姜灸或直接灸。

　　主穴:关元、大敦、三阴交。

第三十九节 脱 肛

邵经明验案 ▶▶▶

◇赵某,女,56 岁,1977 年 8 月 18 日初诊。

【主 诉】直肠脱垂已 3 年。

【现病史】初发病时,患者仅大便后感觉肛门坠胀,如有物脱出,但直立时能自行上去。病久日渐加重,前来就诊。

【刻下症】患者便后直肠脱出 4 cm 以上,不能自行收纳,需用手帮助其回纳,甚至咳嗽或走路时也会脱出。大便次数增多,面黄神疲。

【舌脉诊】舌淡,苔白,脉濡无力。

【辨 证】本案例患者脾胃功能衰弱,中气下陷,升举无力,使肛门松弛,失去收摄能力而致脱肛。

【诊 断】西医诊断:直肠脱垂。

中医诊断:脱肛(中气下陷)。

【治 则】升阳益气。

【治 法】穴位选取百会、长强、环肛。百会针、灸并用。长强、环肛两穴在针刺时令患者侧卧,屈膝,便于取穴和进针,用 3 寸毫针顺势进针 2.5 寸左右,留针 20~30 分钟,中间行针 2 次,以加强针感,患者即感肛门有收缩感。

【疗 效】第 1 次治疗后,大便时直肠没有脱出,仅在走路和劳累时有下坠感。1 周后,按前法再针灸治疗 1 次,走路、劳累时下坠感消失。以后又治疗 1 次,以巩固疗效。

【点　睛】百会针、灸并用,促使阳气旺盛,以加强升举中气、收缩肛门之力;长强与环肛穴位于肛门局部,深刺可加强肛门约束、收纳的能力,又可通调督脉升举下陷之气。

【按　语】环肛——位于肛门局部,相当于时钟 3 点、9 点两处,是治疗脱肛的经验穴。

肖少卿验案 ▶▶▶

◇朱某,男,12 岁,1956 年 5 月 12 日初诊。

【主　诉】直肠脱垂 3 年。

【现病史】患儿 3 年前患慢性腹泻(肠炎)而致脱肛,以后腹泻虽愈,但脱肛久治无效,前来就诊。

【刻下症】患儿直肠脱垂,面色萎黄,形体较瘦,伴头晕、纳差。

【舌脉诊】苔薄白,脉细弱。

【辨　证】患儿久泻体弱,中气下陷,收摄无权而致脱肛。

【诊　断】西医诊断:直肠脱垂。

　　　　　　中医诊断:脱肛(中气下陷)。

【治　则】补中益气,提气举陷。

【治　法】穴位选取百会、长强、气海、天枢、大肠俞。诸穴用徐疾补泻法,留针 20 分钟,针后加灸。隔日治疗 1 次。

【疗　效】治疗 2 次后,肛门已能收缩,但如厕使劲又会脱出;治疗 6 次后,如厕使劲已不脱出,甚至负重远行也不再脱出;再治疗 3 次以巩固疗效,共治疗9次而获痊愈。

【点 睛】取气海以补中益气;灸百会以激发阳气而举陷;取长强以加强肛门约束力。三穴合用,则陷者能举,肛门自收。取天枢配大肠俞以调益大肠腑气,促使其功能恢复正常。

小结

脱肛是以大便后或劳累、下蹲时肛管和直肠黏膜或直肠全层或部分乙状结肠脱出肛外为主要表现的疾病。本病多由久泻、久痢,中气下陷所致,多在大便之后,直肠脱出肛门,轻者大便之后自行收回,重者大便、咳嗽或负重即出,不能自行上去。

主穴:百会、长强。

久病体弱配气海、足三里、脾俞、肾俞,阳虚加灸。

第四十节　厥　证

刘家瑛验案 ▶▶▶

◇苏某,女,25 岁。

【主　诉】突然昏倒 2 小时。

【现病史】患者两天前因与男友分手发生争执,情志不遂,闷而不乐。今日又和母亲发生不快,继而出现牙关不利,头项强直,双目紧闭,不省人事,急送神经内科门诊救治,当时检查除呼之不应外,神经系统检查未见异常,考虑为"癔症"发作,立即予以针灸治疗。

【刻下症】患者突然昏倒,双目、牙关紧闭,呼叫不应,头项强直,昏迷不醒。

【舌脉诊】口噤无法诊舌,脉细弦。

【辨　证】患者受到精神刺激后情志抑郁,气机逆乱,肝气上逆,痰气交阻,蒙蔽清窍而致突然昏倒、双目及牙关紧闭等症。

【诊　断】西医诊断:癔症。

中医诊断:厥证(肝气逆乱,清窍受阻)。

【治　则】顺气解郁,醒脑开窍。

【治　法】针刺选人中、内关、太冲,中等刺激,平补平泻法持续行针,并留针 25 分钟。

【疗　效】针刺后持续行针 5 分钟,患者开始长叹气一声,继而有连续

"哼"音出现,持续行针10分钟后,突然大哭而清醒,语言正常。

【点　睛】本案例患者为年轻女性,因受感情刺激导致情志郁结,肝气逆乱,清窍受阻而突发昏迷不醒,医者明确诊断后,大胆选用中等力量刺激人中穴,醒脑开窍,理气豁痰;内关穴宽胸利膈,安定神志;太冲穴疏泄肝经,平上逆之气,而使患者恢复如常。

第二章

妇科、儿科疾病

第一节 痛 经

邵经明验案 ▶▶▶

◇李某,女,22 岁。

【主　诉】痛经 8 年余。

【现病史】患者 14 岁月经初潮时,即有少腹不适,因疼痛轻微,未行治疗。4 年前时值经期,被雨水所淋,腹痛加剧,经西药治疗痛止,之后每遇月经来潮即发。前来就诊,要求针灸治疗。

【刻下症】患者正值经期,腹痛剧烈拒按,疼痛难忍,四肢发凉,少腹冷痛,经量少,色暗红,有血块,形体较瘦,痛苦面容,头面汗出。

【舌脉诊】舌稍暗,苔薄,脉弦。

【辨　证】中医学认为,痛经的发生主要是气血运行不畅,即所谓"不通则痛"。导致气血不行的原因,有寒湿凝滞、肝郁气滞、气血亏少等。本案例患者证属寒凝血脉,瘀阻胞宫。

【诊　断】西医诊断:痛经。

　　　　　中医诊断:痛经(寒凝血脉,瘀阻胞宫)。

【治　则】温经散寒,行气活血。

【治　法】穴位选取关元、三阴交、次髎。诸穴用提插捻转泻法,并施艾灸。关元直刺 1.5 寸左右,使针感传至会阴;三阴交沿胫骨后缘直刺 1～1.5 寸,使针感传至足底部;次髎穴刺入骶后孔 1.5～2 寸,使针感放射到少腹、会阴部。

【疗　效】针刺得气后,患者即感疼痛减轻,10 分钟后疼痛消失,留针 30 分钟,其间行针 2 次。以后按月经周期进行治疗,经前 3 ~ 5 天开始,针至来潮,连针 3 个周期,痛经得以治愈。随访 2 年,未反复。

【点　睛】取关元以补益肾元,温散寒邪,理气调经;三阴交健脾理气,调经活血;次髎理下焦,调冲任。

小　结

痛经指经期或经行前后形成的周期性小腹疼痛的月经病。针灸治疗本病有显著效果,不仅能迅速止痛,且可收到良好的远期效果。经前或经期中,小腹作痛多属实证,但有寒凝和气滞的不同;经期后小腹作痛,多属虚证。实者宜温经散寒,理气化瘀;虚者宜调补肝肾,补益气血。针灸治疗在经前 5 ~ 7 天进行,每日针灸 1 次,待经来不痛停止针灸。如疼痛严重或病程较长者,须坚持针灸治疗 3 ~ 4 个周期。

主穴:关元、三阴交、太冲。

腹痛拒按配中极、次髎、地机;痛及胸胁、两乳配内关、阳陵泉、气海;腹痛绵绵、腰酸配肾俞、足三里。

第二节 闭 经

程莘农验案 ▶▶▶

◇胡某,女,40岁,1992年1月3日初诊。

【主　诉】停经两年余。

【现病史】两年前,患者正值经期时与人争吵,后因忿郁而停经,或逾月不来,或数月不至。

【刻下症】患者停经伴小腹胀满,腰部冷痛,牵及项背,胸闷叹息,烦躁,四肢麻木,大便溏软,一日2~3次,面颊、唇部色泽紫滞。

【舌脉诊】舌淡紫,苔薄黄,脉沉弦、尺虚。

【辨　证】情志郁怒则伤肝,肝气郁结,气滞则血瘀,故月事不至;气血运行不畅,故腰背疼痛、四肢麻木;滞久生热,可见烦躁、苔薄黄。

【诊　断】西医诊断:闭经。

中医诊断:闭经(气滞血瘀)。

【治　则】理气行滞。

【治　法】穴位选取膻中、气海、中极、合谷、血海、三阴交、太冲、行间。中极用灸法;余穴用平补平泻法。

【疗　效】患者间断治疗7个疗程后,月经按时来潮,诸症消退,疾病痊愈。

【点　睛】疏肝理气,清泻肝火,用太冲、行间。

小 结

闭经的原因很多,由于失血、房劳、多产久病等以致血脉枯竭的为血枯经闭;因忧思愤怒、饮冷受寒等引起血脉瘀滞的为血滞经闭。

主穴:关元、三阴交、血海。

血枯经闭配脾俞、肾俞、气海、足三里,以补肾气,健脾胃,滋养阴血。

血滞经闭配中极、合谷、行间,以退烦热,疏散郁结,祛瘀生新。寒者加灸。

第三节　崩　漏

程莘农验案 ▶▶▶

◇刘某,女,31 岁,1992 年 5 月 13 日初诊。

【主　诉】经血不止 14 天。

【现病史】14 天前,患者月经来潮,经色淡,绵绵不断至今,伴腰酸。曾服中、西药治疗,未能奏效。患者 14 岁初潮,经期、色、量均正常。27 岁结婚,婚后 2 年,流产 2 次。

【刻下症】患者经血不止,常觉体倦,畏寒,神疲懒言,面色无华。

【舌脉诊】舌淡,苔薄,脉沉细。

【辨　证】患者流产 2 次,冲任不足,又因失于调摄,气血亏虚,冲任不固,肝、脾失于统藏之权,发为崩漏。

【诊　断】西医诊断:功能失调性子宫出血。

　　　　　中医诊断:崩漏(冲任不足,肾气亏虚)。

【治　则】调补冲任,益气摄血。

【治　法】穴位选取百会、关元、足三里、三阴交、阳池、隐白。隐白用灸法;余穴用补法。

【疗　效】治疗 5 次,患者经量减少,精神、体力较前好转;7 次后血止;再巩固治疗 7 次,诸症消失,疾病痊愈。

【点　睛】百会升举中气;关元大补元气,调整冲任功能;足三里、三阴交、隐白调和肝脾,以司藏血、统血之职,还能补益气血,鼓舞正气;阳池为三焦经原穴,通调冲任,起益气摄血的作用。

肖少卿验案 ▶▶▶▶

◇黄某,女,24岁,1998年5月19日初诊。

【主　诉】月经不调伴崩漏7年。

【现病史】患者15岁月经初潮,经量、色、质等方面均正常。自1992年开始,月经1个月或2～3个月来潮1次,最长6个月来潮1次,来潮7天以后仍量多而淋漓不尽,且大血块较多,曾服中药数百剂,效果不明显,并用人工周期疗法多次,无效,行清宫术3次,症状未缓解,特来我科诊治。

【刻下症】患者月经延后,量少色暗,小腹胀痛,经行7天后仍淋漓不尽,且大血块迭出,伴头晕、头痛、心悸不宁、面色萎黄。

【舌脉诊】舌苔黄微腻,脉细数。

【辨　证】本例患者月经不调伴崩漏7年之久,性格内向,情志忧郁,久则肝气逆乱,疏泄失职,冲任失调,血海蓄溢失常。由于肝郁疏泄不及,则月经后期而至,因而导致月经愆期。

【诊　断】西医诊断:功能失调性子宫出血。

中医诊断:崩漏(肝郁气滞,脾失健运)。

【治　则】疏肝理气,健脾养血,调和冲任。

【治　法】针灸与中药并施。

针灸处方:①百会、内关、中脘、天枢、气海透关元、气冲、血海、地机、三阴交、太冲。②上星、合谷、神阙、关元、足三里、公孙、隐白、太溪、水道、归来、期门。以上两方,每日选用一方,交替使用,用毫针刺,施平补平泻法,留针 30 分钟,每隔 10 分钟行凤凰展翅手法 1 次;同时在中脘、神阙、天枢、气海、关元拔罐,留罐 5 ~ 10 分钟。每日针灸 1 次,1 个月为 1 个疗程。

中药处方:①丹栀逍遥丸,每次服 4 克,每日 2 次。②归脾丸,每次服 4 克,每日 2 次。以上二丸合用,缓缓图治,以冀健脾统血。

【疗　效】针药并施 7 个疗程共 210 次,月经周期已基本稳定在 40 天左右来潮 1 次,同时,在经量、色、质等方面也颇有改善,其行经期调整在 5 ~ 8 天,量中等,色鲜红,小血块为暗红色,未见崩漏现象。

【点　睛】正如《万病回春》云:"经水过期而来,紫黑成块者,气郁血滞也。"治以疏肝理气,活血调经。《百症赋》云:"妇人经事改常,自有地机、血海。"地机是足太阴脾经之郄穴,与血海相伍,为活血调经、理气镇痛的经验效穴;期门、太冲、水道、归来针而泻之,以起疏肝理气、活血调经之效,如此疏肝和胃,以使月经应期来潮。冲为血海,任主胞胎,由于冲任失调,血海蓄溢失常而致崩漏,故取中脘、神阙、气海、关元、气冲、足三里、三阴交、隐白诸穴针而灸之,而奏调整冲任、补中益气、健脾统血之功。由于患者崩漏日久,气血亏虚,心脑失于荣养,故见头晕、头痛、心悸不宁。因头为诸阳之会,面为阳明之乡,故取督脉之三阳五会(百会穴)与手阳明大肠经之原穴、合穴相配,针而补之,以升清阳而祛风镇痛;内关通阴维脉,公孙通冲脉,二穴相配,亦针而补之,对心悸不宁、神不守舍者验之颇效。更取足少阴肾经之原穴太溪,针而补之,以滋补肾阴而降虚火;取督脉之上星,针而泻之,以振奋督脉之阳气,有助于百会祛风镇痛的作用。如此针药协用,共奏疏肝理气、健脾养血、补中益气、调和冲任之功,使此痼疾得愈。

小 结

崩漏是由于忧思郁结,血分瘀阻,或受寒、热邪气的侵害,而致冲任不摄,肝、脾失其藏、统之职而成。治疗崩漏以补益冲任,调和肝脾,益气摄血为基本原则。

常用处方:百会、关元、肝俞、脾俞、三阴交、隐白、阳池。

偏寒配命门、气海以壮气散寒;偏热配血海、水泉以清泻血热;血瘀配中极、太冲以祛瘀生新。

第四节　不孕症

刘家瑛验案 ▶▶▶

◇王某,女,34 岁,2006 年 6 月 5 日初诊。

【主　诉】婚后 3 年不孕。

【现病史】患者因经期淋雨受寒后出现月经不调,经期延后 10 天左右,经量少,色泽暗淡,腰酸腹冷,性欲淡漠,婚后 3 年未孕。双方在外院检查生殖系统功能均未见异常。自用调经中成药乌鸡白凤丸无效,前来就诊。

【刻下症】患者末次月经至今已 40 天未来潮,心情烦闷,夜眠不安,小腹冷痛,四肢欠温。

【舌脉诊】舌暗淡,苔薄白,脉沉细而缓。

【辨　证】患者经期受寒后,造成寒邪留滞,寒凝血瘀,冲任不畅而致胞寒,使得月事不能按时而来(排卵异常),导致不孕。

【诊　断】西医诊断:不孕症。

　　　　　中医诊断:不孕症(寒客胞宫)。

【治　则】通经散寒,调和冲任。

【治　法】针刺血海、归来、气海,中强刺激,用泻法;足三里、三阴交中等刺激,用补法。同时小腹部用艾盒灸 20 分钟。针刺留针 30 分钟,隔日 1 次,10 次为 1 个疗程。

【疗　效】患者共治疗 7 次,月经还未来潮,由于要出国旅游而停止治疗两周。回国后于当月 31 日再次来诊,月经仍未来,但精神状态佳,小腹冷痛已除,考虑到从末次月经至今已近两个月,应先检查妊娠试验。试验结果呈阳性。患者心怀疑虑去外院复查,再次证实已孕。

【点　睛】患者因经期感受寒邪后,寒邪客于胞宫而致月经后期色暗、量少。泻血海、归来、气海,以行气活血;艾盒灸小腹而温化寒邪,以补足三里健脾胃、滋气血生化之源,三阴交健补肝脾、生精益髓,从而使经气恢复,月经得调,增强受孕概率而得育。

第五节 乳 癖

郭诚杰验案一 ▶▶▶

◇患者,女,40岁,1980年5月6日初诊。

【主 诉】双乳疼痛,发现肿块6年。

【现病史】6年前,患者行人流手术后,出现月经延期,双乳逐渐增大、疼痛,经服中药治疗,疼痛有所缓解,但停药后疼痛又发作。近3年来,每次经前15天起乳房疼痛,前来就诊。

【刻下症】患者双乳疼痛,有肿块,平素急躁易怒,月经延期,经量少,色淡,每于经前、生气、劳累后双乳疼痛加重,伴前额痛,目眩耳鸣,腰膝酸软,入睡难,多梦,胸胁胀痛,口苦咽干。检查:患者形体消瘦,面色少华,双乳外观无异常,乳头无溢液,左、右乳外上象限均扪及4.5 cm×3.5 cm的片状包块,质地中等,边界清,压痛明显,活动度大,表面光滑。颈、腋下淋巴结增大。

【舌脉诊】舌红而少津,苔薄白,脉弦细。

【辨 证】患者肝气郁滞日久化火,炼液成痰,凝聚于肝经所过之乳房,成为肿块并疼痛;胸胁胀痛,口苦咽干,均为肝火上攻之象;肝肾同源,日久导致肾阴亏虚,故而目眩耳鸣,腰膝酸软,入睡难,多梦;舌红而少津,苔薄白,脉弦细为肝肾阴虚之象。

【诊 断】西医诊断:乳腺增生症。

中医诊断:乳癖(肝肾阴虚)。

【治　则】滋补肝肾，调摄冲任。

【治　法】选穴：①天宗、肩井、肝俞、肾俞。②屋翳、膻中、三阴交、太溪。两组穴交替使用，每日 1 次，10 次为 1 个疗程，休息 4 天后继续下一个疗程。

【疗　效】治疗 5 个疗程后，患者经前乳痛消失，肿块缩小至 0.5 cm×0.5 cm，无压痛，经期口中无异味，不再心烦，但尚有咽干、入睡困难、腰酸等症状。继续针刺治疗 2 个疗程后，诸症消失。3 年后随访，未再发病。

【点　睛】本案例辨证为肝肾阴虚，冲任失调。取乳房旁侧的屋翳、膻中穴以畅乳部的经气而活血；取肝俞以疏肝气；肝胆互为表里，肝火旺，胆火易灼，故用肩井以疏胆气而调肝气；天宗虽为小肠经之穴，但通经活络，治乳疾功著；肾俞、太溪以滋肾水，肾水足，肝阴得其充；三阴交健脾胃，益肝肾，调气血，通经络，诸穴合用，以达消肿散结止痛的目的。

郭诚杰验案二 ▶▶▶▶

◇患者，女，25 岁，1999 年 3 月 17 日初诊。

【主　诉】双乳胀痛 8 月余。

【现病史】8 个月前，患者因生气而发现双乳胀痛，以后反复发作，前来就诊。

【刻下症】患者双乳胀痛，每于经前加重，双乳有块。近 3 个月来，又出现月经延期，腹部胀痛。检查：右乳外上象限可扪及 3.5 cm×3.5 cm 的片状肿块，左乳外上象限肿块为 2.5 cm×2.5 cm，触痛明显，质地中等，活动度可，表面光滑，腋下淋巴未触及。红外线扫描示乳腺增生。

【舌脉诊】舌淡红，脉弦。

【辨　证】生气等情志容易导致肝气郁结,乳房又为肝经所过之处,气郁痰结则生肿块。脉弦为肝郁之象。

【诊　断】西医诊断:乳腺增生症。

　　　　　　中医诊断:乳癖(肝气郁结)。

【治　则】疏肝理气,消坚散结。

【治　法】穴位选取屋翳、乳根、合谷、阳陵泉。诸穴用电针,留针30分钟。

【疗　效】第1次针刺后,患者即感双乳胀痛减轻,心情为之喜悦。治疗3次后,肿块明显缩小变软。治疗6次后,诸症消失。

【点　睛】证属肝气郁结。

郭诚杰验案三 ▶▶▶▶

◇患者,女,42岁,1999年3月30日就诊。

【主　诉】双乳隐隐作痛伴有肿块1个月。

【现病史】患者乳腺增生已10年,经针灸及中药治疗得以控制。近来由于劳累过度,疼痛又起。

【刻下症】患者双乳外上象限均可触及5 cm×4 cm片状包块,有压痛,边界清,活动可,质中等。颈、腋下淋巴结未及。全身倦怠乏力,腰腿酸软,头晕目眩,纳差,面色萎黄。

【舌脉诊】舌淡,脉沉细。

【辨　证】患者面色萎黄、全身倦怠乏力、腰腿酸软、头晕目眩、纳差、舌淡、脉沉细,均为气血亏虚之象,气血不通,不荣则痛,发为肿块。

【诊　断】西医诊断:乳腺增生症。

中医诊断:乳癖(气血两虚)。

【治　则】补益气血,行气活血。

【治　法】穴位选取:①屋翳、乳根、足三里。②肩井、天宗、脾俞。足三里、脾俞用补法,余穴用平补平泻法,留针30分钟。两组轮流使用,每日治疗1次。同时结合内服中药,以圣愈汤化裁。

【疗　效】针药治疗5次后,患者双乳疼痛减轻,肿块开始变软、缩小,但仍见气虚症状,守原法又治疗7次,乳痛、结块消失,余症均见减轻。因路途远,前来针刺不便,故停止针刺,继续内服中药10余剂,次月随访,诸症已除。

【点　睛】证属气血两虚。

郭诚杰验案四 ▶▶▶

◇患者,女,12岁,1980年6月10日初诊。

【主　诉】双乳疼痛有包块3个月。

【现病史】3个月前,患儿发现双乳有包块,触之疼痛明显,上课时胸部不能靠课桌。服止痛药无效。

【刻下症】患者发育正常,面色略黄而润。双乳皮色无异常,双乳头下可扪及直径约2 cm的盘状硬结,触痛明显,边界清楚,活动度可。

【舌脉诊】舌淡红,脉平。

【辨　证】气血不通,痰气结聚,发为肿块。

【诊　断】西医诊断:乳腺增生症。

　　　　　中医诊断:乳癖(痰气结聚)。

【治　则】行气活血,散结止痛。

【治　法】穴位选用膻中、屋翳、合谷。诸穴用平补平泻法,留针15分钟,隔日治疗1次。

【疗　效】针刺6次后,患儿自感疼痛显著减轻,肿块开始变软。继续针刺4次后,疼痛消失,包块缩小。再针刺4次后,诸症俱除。半年后随访,未见复发。

【点　睛】此为小儿乳癖。

郭诚杰验案五 ▶▶▶▶

◇患者,男,57岁,1999年1月8日初诊。

【主　诉】左乳疼痛5个月,有肿块4个月。

【现病史】病初患者自觉左乳疼痛,后逐渐加重,服用止痛药无效。1个月后左乳开始增大,触及肿块。

【刻下症】患者左乳疼痛、有肿块,平素性急易怒。检查:左乳较右乳明显隆起,乳头及皮色无异常,左乳晕下可扪及2 cm×0.8 cm的扁平状肿块,压痛明显,质地中等,推之可动,表面光滑,颈、腋下淋巴结未触及。

【舌脉诊】舌略暗,苔薄白,脉弦缓。

【辨　证】证属肝气郁结,久则气机郁滞,气滞血行艰涩而瘀结成块。

【诊　断】西医诊断:男性乳房发育症。

　　　　　中医诊断:乳癖(肝气郁结)。

【治　则】疏肝理气,止痛散结。

【治　法】穴位选取膻中、屋翳、合谷、肝俞。诸穴用泻法。

【疗　效】针刺治疗7次后痛止块软,15次后肿块明显缩小为0.5 cm×0.5 cm。2个月后随访,疼痛未再发作,结块消失。

【点　睛】此为男性乳癖,证属肝气郁结。

小　结

　　乳癖相当于现代医学的乳腺增生症,本病多在经前、生气或劳累后乳房疼痛加重,肿块增大、变硬。郭诚杰教授认为,肝郁气滞,足阳明胃经经气不畅是本病病机的关键。肝主疏泄藏血,从胸络乳,足阳明胃经贯乳,若思虑伤脾、恼怒伤肝,则肝气不舒,脾失健运,肝胃气血运行不畅,冲任失调,乳络气血凝滞则结块而痛。治疗本病要以辨证论治为前提,从"气"着手,肝胃并治,兼调冲任。结合患者体质及临床特征,郭老将本病分为四型。

　　(1)肝郁型:乳房胀痛结块多在经前、生气后疼痛加重,并向腋下、肩背放散,胸闷不舒,腹胀纳差,月经紊乱。舌不红,脉弦。

　　(2)肝火型:乳房、胸胁胀痛,有灼热感,疼痛拒按,心烦易怒,口苦咽干,月经错前,小便黄。舌苔黄,脉弦数。

　　(3)肝肾阴虚型:乳房结肿疼痛,时轻时重,头晕目眩,口干,五心烦热。舌红少苔,脉细弦数。

　　(4)气血亏虚型:乳房有块,隐隐作痛,劳累后加重,身倦乏力,纳差,动则头晕眼花,心悸怔忡,面色不华。舌淡,脉沉细。

　　【主穴】胸组:屋翳、膻中、合谷。背组:肩井、天宗、肝俞。

　　肝火旺加太冲;阴虚去合谷加太溪;气血亏虚去合谷加足三里、脾俞;月经不调加三阴交。

　　两组穴交替使用,每日 1 次,用提插捻转手法,补虚泻实,留针20～30分钟,10 次为 1 个疗程,每个疗程休息 3～4 天,继续第 2 个疗程,经期停针。

　　屋翳位于乳上,膻中位于乳旁,两穴可疏通乳部经气而活血;肝俞以疏肝气;肝胆互为表里,肝火旺,胆火易灼,故用肩井以疏胆气而调肝气;合谷为手阳明经原穴,足三里为足阳明胃经之穴,二穴有疏导手、足阳明经气的作用,并有养胃健脾之功,脾胃为后天之本,脾胃健运,气血充盈,不但可以加强抗病能力,而且可以防止肝火犯胃;天宗通经活络,治乳疾功著,随症加减,具有疏肝理气、调理阳明、通络活血的功效;太冲泻肝火;脾俞健脾,以补后天之脾土,使气血旺盛;太溪以滋肾水,肾水足,肝阴得其充;三阴交健脾胃,益肝肾,调气血,通经络。

第六节 漏 乳

贺普仁验案 ▶▶▶

◇陈某,女,30 岁,2002 年 5 月 29 日初诊。

【主　诉】漏乳 2 年余。

【现病史】2 年前,患者出现漏乳(非哺乳期),挤压乳房时乳汁便从乳内溢出,每次仅持续 2 天。近 2 年,患者体重增加近 10 千克。泌乳素正常。乳房红外线扫描发现,双侧乳房轻度乳腺增生,未见其他异常。头颅核磁共振正常。考虑为内分泌失调,未予特殊药物治疗。

【既往史】高血压病史 2 年。

【刻下症】挤压患者乳房时,有乳汁溢出,色白,无乳房红肿疼痛,无痞块硬结,伴月经量少,色淡。检查:双乳外观正常,无红肿及硬结。

【舌脉诊】舌淡,苔白,脉沉细。

【辨　证】漏乳是指乳汁不经婴儿吸吮而不断自然流出,其病机为气血虚弱,阳明胃气不固,或肝经郁热,疏泄失常,迫使乳汁外溢。本例患者体检时发现高血压病,思想负担较重,心情抑郁,久则影响肝的疏泄。

【诊　断】西医诊断:乳汁溢出待查。

　　　　　中医诊断:漏乳(肝郁脾虚)。

【治　则】疏肝健脾,补益气血,调理冲任。

【治　法】穴位选取足临泣。用 1 寸毫针刺足临泣穴,留针 30 分钟,每周治疗2次。

【疗　效】治疗1次后,溢乳已明显减少;共治疗5次而痊愈。随访1年未复发。

【点　睛】足临泣是足少阳胆经穴,肝胆相表里,针刺足临泣以疏泄肝胆,肝气条达,乳汁自安;足临泣又是八脉交会穴之一,通于带脉,妇女的经、孕、产、乳与冲、任、督三脉关系密切,而带脉又与冲、任、督三脉的关系极为密切,故针刺足临泣能调节冲、任、带脉的功能,补益气血,奏固摄敛乳之效。贺老单取足临泣治疗漏乳,疏肝健脾,补益气血,调理冲任,取穴独特,疗效显著。如溢出为血性液体,应结合有关检查,明确病因,警惕是否为乳癌。

第七节 乳 衄

郭诚杰验案 ▶▶▶

◇张某,女,45 岁,1982 年 3 月 2 日初诊。

【主 诉】右乳头溢液 3 个月。

【现病史】患者右乳头溢液 3 个月,逐渐加重,但无疼痛,1 个月前在某医院确诊为"乳腺导管内瘤",不愿手术而前来针灸治疗。

【刻下症】双乳对称,乳头、乳晕皮色无异常,右乳头有清晰粉红色溢液,量多,挤压时溢液呈喷射状,但未触及肿块,精神颓丧,月经量少,周期紊乱,心烦失眠。

【舌脉诊】舌暗,苔略黄,脉弦。

【辨 证】本案例辨证属情志不畅,肝气郁结,郁久化火,肝木乘脾,脾失统血,血热妄行,上走乳络而出。

【诊 断】西医诊断:乳腺导管内瘤。

中医诊断:乳衄(肝郁化火)。

【治 则】疏肝理气,健脾统血。

【治 法】穴位选取:①屋翳、乳根、合谷、足三里。②肝俞、膈俞、脾俞。膈俞、脾俞、足三里用补法;余穴用泻法。以上两组穴交替使用,每日 1 次。

【疗 效】治疗 10 次后,右乳溢液量未减,但颜色变浅,质较清晰;又针刺治疗 10 次,溢液减少,挤压时方见溢出,无喷射状,液呈清亮色;继续针刺治疗,并配合汤药(丹栀逍遥散加减)治疗,每日 1 剂。共针灸治疗 3 个疗程,内服中药 8 剂,右乳溢液挤压时未见溢出,近期治愈,3 个月后随访,未见复发。

【点　睛】此病为乳腺癌之一。

第八节 巨乳症

郭诚杰验案 ▶▶▶▶

◇王某,女,28 岁,1980 年 8 月 3 日初诊。

【主　诉】双乳迅速增大 2 个月。

【现病史】患者初产哺乳 1 年后断乳,至今已过半年,月经未见异常,但双乳 2 个月来迅速增大,较哺乳期明显增大,前来就诊。兼见沉重垂胀感,但无疼痛。

【刻下症】患者体形正常,双乳增大到胸胁处,乳头已下垂至腹中部,触其双乳腺体丰满柔软,内有不规则结块,无压痛,乳头、乳晕、乳房皮色无异常,腋下淋巴结未触及,心烦易怒,眠差。

【舌脉诊】舌淡红,脉细缓。

【辨　证】肝胃气血运行不畅,气滞及血,冲任不调,乳房气血渗溢,濡养失调。

【诊　断】西医诊断:巨乳症。

中医诊断:巨乳症(肝气郁结)。

【治　则】疏肝理气,兼调冲任。

【治　法】穴位选取:①屋翳、膻中、合谷、三阴交。②肩井、天宗、肝俞。诸穴用平补平泻手法,两组交替使用,每日治疗 1 次,留针30 分钟。

【疗　效】治疗 5 次后,双乳垂胀感减轻;治疗 1 个疗程后,双乳开始回缩;治疗4个疗程后,双乳已回缩至胸外缘,双乳头抬高至第6肋缘,乳房已恢复到哺乳时的大小,腺体丰满柔软,乳房内未触及硬结。

【点　睛】乳房气血渗溢,濡养失调,因肝气郁结而引起巨乳症。

第九节 遗 尿

程莘农验案 ▶▶▶

◇杜某,男,15 岁,1987 年 7 月 1 日初诊。

【主　诉】遗尿 6 年余。

【现病史】患者于 6 年前罹患遗尿之病(每晚 12 点至次日 1 点),夏天轻,冬天重,前来就诊。

【刻下症】遗尿,白天尿量不多,色白,无腰痛、腰酸,纳可,眠可,智力、记忆力无异常,大便正常,形体消瘦,面色萎黄。

【舌脉诊】舌质淡、边有齿痕,苔薄黄,脉细弱。

【辨　证】《针灸甲乙经》有云:"虚则遗溺。"肾主封藏,司气化;膀胱为津液之府,依赖肾阳温养气化,具有贮藏和排泄小便的功能。若肾气不足,下元虚冷,不能制约水道,可致遗尿。脾虚不能生化气血,气血不能充养肌肤,故形体消瘦,面色萎黄;阳虚,故舌淡、边有齿痕,冬天畏寒,脉细弱。

【诊　断】西医诊断:遗尿。

　　　　　中医诊断:遗尿(脾肾阳虚)。

【治　则】温补脾肾,益气固摄。

【治　法】穴位选取百会、气海、关元、足三里、三阴交、肾俞、脾俞。关元用灸法;脾俞、肾俞不留针;余穴用补法。

【疗　效】治疗 4 次后,患者夜间已能自行醒来解小便。为巩固疗效,又治疗 12 次,遗尿痊愈。

【点　睛】百会为手三阳、足三阳、督脉之会,可升清举陷,醒脑开窍;关元、气海温补肾阳,固摄下元;足三里健脾益气;三阴交为足三阴经的交会穴,可调补脾肾。肾俞、脾俞可补益脾肾。

杨永璇验案 ▶▶▶

◇金某,男,16 岁。

【主　诉】尿床 16 年。

【现病史】患者自幼尿床,从未间断,前来就诊。

【刻下症】尿床,每夜 2~3 次,夏季小便多而夜遗。

【舌脉诊】舌润,脉缓而有力。

【辨　证】肾司二便,肾气虚则无以固摄小便而遗尿。本案例多为先天所致。

【诊　断】西医诊断:遗尿。

　　　　　中医诊断:遗尿(肾气不固)。

【治　则】通补兼施。

【治　法】穴位选取关元、三阴交。二穴用捻转补泻法。关元用补法;三阴交用泻法。隔日针刺治疗 1 次。

【疗　效】治疗 10 余次后,患者尿床已明显改善,能自己起床排尿,但仍偶有尿床。此法虽起作用,但由于下虚未摄,所以每有尿急惊醒,仍难以自制而遗尿。故改用温补脾肾法。在治疗手法上,三阴交改为捻转补法。又治疗 4 次,隔日 1 次,基本痊愈。随访未复发。

【点　睛】夜尿症原因复杂,临床上顽固案例甚多,俗称"疼煞哮喘,恨煞夜尿"。其实针刺治疗遗尿,疗效颇高,显效率可达95%以上。在生活中,白天勿疲劳过度,晚上控制饮水,夜间及时催醒排尿,无有不愈者。

小 结

遗尿是指在睡眠中不自觉排尿而言,正如《针灸甲乙经》所言:"虚则遗溺。"引起本病的主要原因是气虚。在治疗上要调补肾气,加强膀胱气化功能。

主穴:关元、三阴交。

尿前意识模糊者配神门;尿频配百会;久病体弱者配肾俞、膀胱俞。

第十节 痄 腮

程莘农验案 ▶▶▶

◇石某,女,46 岁,1980 年 4 月 7 日初诊。

【主　诉】左侧颌腮部肿痛 5 天。

【现病史】患者 5 天前发现左下颌淋巴结肿痛,3 天前扩散至整个下颌部,当晚测体温 37.8 ℃。因服用四环素消炎片后呕吐,前来就诊。

【刻下症】左侧颌腮部肿痛,牵扯左侧头部阵发性疼痛,下午时有发热,微有咳嗽,饮食尚可。

【舌脉诊】舌淡红,苔白干,脉细滑。

【辨　证】患者感受时邪疫毒,壅阻少阳经脉,郁而不散,经气不通而发本病。疫毒多为毒热邪气,故见红肿热痛、发热等症。

【诊　断】西医诊断:急性腮腺炎。

中医诊断:痄腮(瘟毒袭表)。

【治　则】疏解少阳,散结定痛。

【治　法】穴位选取大椎、外关、合谷,以及左侧的翳风、颊车、天容。诸穴用平补平泻法。

【疗　效】首次针刺后,患者疼痛即有所减轻。针刺 5 次后,肿消痛止。

【点　睛】本案例主要为局部取穴及循经取少阳经穴位,疏解少阳,散结定痛。

小 结

　　痄腮又称"蛤蟆瘟"，是由风温疫毒引起，以发热、耳下腮部肿痛为主症的一种急性传染病，小儿多见，成人亦有发生。相当于现代医学的流行性腮腺炎。较大儿童可并发少腹痛、睾丸肿痛。

　　主穴：翳风、颊车、合谷。

　　发热配曲池、外关；肿痛较重配少商、商阳，点刺出血；并发睾丸炎配中极、三阴交、太冲。

第三章

五官科疾病

第一节　耳鸣、耳聋

程莘农验案 ▶▶▶

◇施某,男,62岁,1982年2月25日初诊。

【主　诉】左耳听力下降3个月。

【现病史】患者3个月前患感冒,继而出现左耳听力下降,并伴有耳鸣。在他院诊治,检查见"左耳膜增厚内陷",被诊断为"左耳突发性耳聋"。血压150/90 mmHg。

【刻下症】左耳听力下降,伴耳鸣、口干、夜寐多梦。

【舌脉诊】舌淡胖、边有齿痕,脉弦稍滑。

【辨　证】胆经循行"上抵头角,下耳后""从耳后入耳中",痰湿随肝胆之火随经上逆,犯于清窍,故出现暴聋。

【诊　断】西医诊断:左耳突发性聋。

　　　　　中医诊断:耳聋(痰火上扰)。

【治　则】宣通耳窍,泻火化痰。

【治　法】穴位选取百会、风池、外关、合谷、中渚、阳陵泉、三阴交、太冲。左侧:翳风、听宫。诸穴均施用平补平泻法。

【疗　效】1982年3月1日复诊,加中脘、足三里。继续治疗,左耳听力明显好转。

【点　睛】百会调和阴阳气血;风池、听宫、翳风宣通耳脉,疏通耳窍;外关、中渚疏导少阳经气；太冲、合谷行气活血通络；足三里、三阴交、中脘健脾和胃，化痰祛湿；阳陵泉疏木以扶土。

肖少卿验案 ▶▶▶

◇范某，男，60岁，1994年10月25日初诊。

【主　诉】右耳听力丧失2年。

【现病史】2年前，患者因妻子亡故，精神抑郁，悲伤思虑过度致突发眩晕，右耳鸣响伴听力下降，继而听力丧失。经某医院诊断为突发性耳聋，曾经中、西药物治疗无效。

【刻下症】右耳听力完全丧失，并有堵塞感，阴雨天尤甚，堵塞感重时烦躁，夜寐、纳谷及二便均正常。

【舌脉诊】舌淡红，苔白腻，脉弦滑。

【辨　证】由于丧妻而情志抑郁，思虑过度，抑郁伤肝致肝气郁结，思虑伤脾致脾失健运而痰浊内生，肝气挟痰，上袭耳窍故耳聋。

【诊　断】西医诊断：突发性聋。

　　　　　中医诊断：耳聋（肝气挟痰，上袭耳窍）。

【治　则】疏肝理气，健脾化痰，通窍复聪。

【治　法】穴位选取合谷、足三里、三阴交、太冲，以及右侧的听会、翳风、中渚。诸穴均施用平补平泻法，留针20分钟，每10分钟行针1次。起针后在听会穴处用隔姜灸法，取小艾炷5壮，灸至皮肤潮红，每日1次。

【疗　效】针灸治疗2次后，患者诉右耳有短暂的耳鸣，堵塞感减轻。肖老认为，此乃听神经复苏之象，遂改用泻法，加大刺激量以兴奋听神经，并教患者做"自家吹气法"。针灸治疗11次后，患者戴上耳机听收音机可分辨音乐与讲话之声。治疗1个月后，一般讲话患者均能听清。

【点　睛】所取穴位中,听会、翳风为局部穴,是肖老治耳聋的常用穴。《百症赋》云:"耳胀、气闭,全凭听会、翳风。"用此二穴及中渚可疏利三焦、少阳气机。合谷、太冲为四关穴,可行气活血,疏肝解郁;足三里、三阴交可健运脾胃,化痰复聪。在针刺手法上,肖老认为局部穴当深刺,否则如隔靴搔痒,无济于事,故而翳风、听会二穴针刺须深达1.5寸。病变局部用小艾炷隔姜灸可以温通经气,对久病、虚证疗效佳。

【按　语】自家吹气法:每日清晨洗漱后,先行深呼吸10余次,稍停1~2分钟,行1次深吸气,随即将口闭紧,右手拇、食二指捏闭鼻孔,将气从耳咽管吹入耳中,如觉鼓膜"沙沙"作响,即可停吹。在针灸同时,配合"自家吹气法"能平衡耳中的内外压,对鼓膜内陷者尤为适用。

小　结

耳鸣、耳聋可分虚、实两种。实者因肝胆风火上逆或痰火上扰,经气闭塞而致;或风温火热之邪闭阻耳窍,脉气受损而致。虚者多为肾气虚弱,精气不能上达而致;或中气下陷,不能上济耳窍而致,每遇劳累则发。外伤所致的耳聋,苔、脉正常,作为实证论治,对症治之。

主穴:翳风、中渚、听宫(耳门、听宫、听会三穴可轮流使用)。

肝胆火旺配风池、行间;痰火上扰配丰隆;肾阴不足配肾俞、太溪、气海;中气虚陷配百会;外邪侵袭配大椎、合谷。

第二节　目赤肿痛

邵经明验案 ▶▶▶

◇王某,女,40岁,1992年5月20日就诊。

【主　诉】两眼红肿疼痛4天。

【现病史】患者两眼红肿疼痛,难以睁开,畏光流泪,视物模糊已4天。曾肌注庆大霉素并用氯霉素眼药水点眼,效果不明显。

【刻下症】患者双眼睑浮肿,睑结膜重度充血,双眼球颞侧球结膜下大片出血,伴大量黏液性分泌物。

【舌脉诊】舌红,脉弦数。

【辨　证】患者感受时令温热毒邪,沿肝胆经脉上攻而出现两眼红肿疼痛。

【诊　断】西医诊断:急性结膜炎。

中医诊断:目赤肿痛(热毒炽盛)。

【治　则】泻热解毒,消肿止痛。

【治　法】穴位选取太阳、攒竹、耳尖,耳穴眼、肝。三棱针点刺放血,使太阳穴出血2~3 mL,若出血量不足,可用手挤压,或用小火罐拔于太阳穴;攒竹、耳尖各点刺挤出血1 mL左右;耳穴眼、肝分别点刺挤出血2~3滴。

【疗　效】用上法治疗1次后,患者即感两眼疼痛减轻;次日双眼红肿消退,睑结膜充血减轻。又在太阳、攒竹、耳尖放血2次,诸症消失而愈。

【点　睛】刺血治疗眼疾,如急性结膜炎、角膜炎、麦粒肿、目翳、沙眼、电光性眼炎等均有显著疗效。太阳为经外奇穴,三棱针点刺出血,可疏通眼组织的血液循环,而收祛风活血、清热明目之效。正如《玉龙歌》所云:"两眼红肿痛难熬,怕日羞明心自焦,只刺睛明鱼尾穴,太阳出血自然消。"攒竹为足太阳膀胱经穴,具有宣泄太阳经气、祛风散邪、清热明目、通经止痛之功。耳尖放血,有退热、消炎、镇静、止痛的作用。耳穴眼、肝分别为眼及肝在耳部的反应点,有清肝泻火、凉血明目之效。诸穴合用,共奏泻热解毒、消肿止痛之功,故收满意疗效。

小　结

　　目赤肿痛常见于急性结膜炎,此病多在春、秋季发生,伴见畏光流泪,分泌物增多。风热毒邪所致者兼有头痛,发热,脉浮数;肝胆火盛者则伴口苦,烦热,脉弦。

　　主穴:睛明、风池、合谷、太阳。

　　太阳点刺放血。风热配少商、二间、攒竹;肝胆火盛配太冲、太阳透率谷。

第三节　目昏花

程莘农验案 ▶▶▶ ▶

◇许某,男,73 岁,1992 年 5 月 16 日初诊。

【主　诉】双目视力减退 4 年余。

【现病史】患者于 1988 年被北京某医院诊断为"视神经萎缩",前来就诊。

【刻下症】双目昏花,视物模糊,戴镜矫正视力为 0.2,用眼过度、疲劳过度后出现血压升高。精神、面色尚可。

【舌脉诊】舌苔腻、微黄,脉左细弦、双尺弱。

【辨　证】肝开窍于目,肾藏精,患者年已古稀,肝肾阴血亏虚,不能上荣于目,故双目昏花、视力减退。

【诊　断】西医诊断:视神经萎缩。

中医诊断:目昏花(肝肾亏虚)。

【治　则】滋补肝肾,养血明目。

【治　法】穴位选取百会、四白、瞳子髎、养老、内关、合谷、光明、三阴交、太溪、太冲、膈俞、肝俞、肾俞。三阴交、太溪、膈俞、肝俞、肾俞用补法;余穴用平补平泻法。

【疗　效】治疗 4 个疗程后,患者自诉眼肌不易疲劳,视物较前清晰;又巩固治疗 2 个疗程,患者视物已不觉模糊,终止治疗。

【点　睛】用滋肾水、清肝目之法,补泻兼施。

小 结

目昏花是中老年人临床常见的疾病,阴血不足、肝肾两亏是引起目昏花的重要原因。五脏六腑之精皆上注于目,而以肝、肾二脏与目的关系尤为密切,目得血而能视,血亏则视物昏花,所以滋补肝肾、养血明目是治疗目昏花的基本法则。

常用腧穴:睛明、四白、养老、光明、太冲、膈俞、肝俞、肾俞。针刺多用补法。

第四节　近　视

程莘农验案 ▶▶▶

◇葛某,女,31岁,1984年8月17日初诊。

【主　诉】视力减退22年,加重4年。

【现病史】患者22年前患急性肝炎,愈后发现视力减退,并逐渐加重,在某医院被诊断为近视。4年来因产后视力减退较重,患者前来就诊。

【刻下症】视力减退,双目视力均为0.1,伴见眼眵多,纳食可,眠可。

【舌脉诊】舌淡暗,苔薄白,脉细。

【辨　证】目为司视之窍,五脏六腑之精气皆上注于目而能视。肝开窍于目,肝血不足,则神光衰微,故目视下降。

【诊　断】西医诊断:近视。

中医诊断:近视(肝血不足)。

【治　则】健脾益肝,补虚明目。

【治　法】穴位选取百会、风池、睛明、攒竹、四白、足三里、光明、三阴交、太冲。诸穴均用补法。

【疗　效】治疗70次后,患者的视力有很大提高。

【点　睛】百会、足三里、三阴交健脾益气,补益气血;风池、光明、太冲清利肝胆;睛明、攒竹、四白局部调畅气血以提高视力。

钟梅泉验案 ►►►

◇肖某,男,9岁。

【主　诉】视远物不清4年。

【现病史】患儿视远物不清,看物有时成双,眼睛易疲劳,已配戴眼镜1年余。患儿既往有长时间看书、写字距离过近的不良习惯。

【刻下症】视远物不清。第一颈椎两侧可摸到结节及细条索,并有压痛。纳食佳,二便正常。

【舌脉诊】舌尖红,苔薄,脉细弦。

【辨　证】肝主目,眼睛靠肝之阴血的濡养。患者先天不足,又加后天失养而致近视。

【诊　断】西医诊断:近视。

中医诊断:近视(肝肾亏虚,心血不足)。

【治　则】养心血,益肝肾。

【治　法】穴位选取正光、风池。

【疗　效】治疗1个疗程后,右眼视力由0.6增加到1.2,左眼视力由0.6增加到1.5。第2个疗程加内关继续治疗后,双眼视力均达到1.5。上述症状消失,患者看物清楚,上课及平时均不用戴眼镜。停诊观察,嘱其注意保护视力,做好正光穴自我按摩。随访7年余,双眼视力均保持在1.5。

【点　睛】近视,中医称之为"能近怯远症",是青少年常见的多发病。在治疗上除了用毫针针刺治疗,还可用梅花针叩打。通过对20岁以下的近视患者治疗后的经验总结,实践证明,轻度近视通过治疗,视力恢复到正常的可能性大,而度数较深的患者50%以上可显效。

主穴：正光 1 穴、正光 2 穴。

正光 1 穴——经验穴，位于眶上缘外 3/4 与内 1/4 交界处，即攒竹与鱼腰穴之间，眶上缘下方。

正光 2 穴——经验穴，位于眶上缘外 1/4 与内 3/4 交界处，即丝竹空与鱼腰穴之间，眶上缘下方。

配穴：风池、内关、大椎。还可酌情选配心俞、肝俞、胆俞、肾俞。

叩打方法：在穴位表皮上 0.5～1.2 cm 直径范围内均匀叩打 20～50 次。隔日治疗 1 次，15 次为 1 个疗程，休息半个月，必要时可继续治疗。停诊后半年到一年的时间内，可以每隔半个月或 1 个月复查治疗 1 次，以巩固和提高疗效。

选取以上穴位是根据"肝开窍于目"及脏腑与体表相互联系的理论所决定的。正光 1 穴和正光 2 穴养血益肝明目；风池为胆经穴，胆与肝互为表里，可疏肝清利头目；内关为手厥阴心包经络穴，可振心阳，补心血；大椎为督脉穴与手三阳、足三阳之会，可调和气血，壮体益阳；心俞、肝俞、胆俞、肾俞通调脏腑经气，心俞通心气、补心血，肝俞、胆俞疏肝胆、养血益肝，肾俞补肾壮真阳。

小　结

近视是一种屈光不正的眼病，多由用眼距离不当、光线不好、时间过长等所致，或有家族史等。

主穴：承泣、睛明、风池、翳明、光明。

病程较长、体弱者配肾俞、足三里。

翳明——在项部，当翳风后 1 寸。主治目疾，如近视、远视、早期白内障、头痛、眩晕、耳鸣、精神病等。

第五节　鼻　渊

程莘农验案一 ▶▶▶

◇武某,男,25 岁,1982 年 1 月 19 日初诊。

【主　诉】鼻流黄涕 10 余年。

【现病史】患者经常鼻流黄涕,曾在某医院被诊断为副鼻窦炎,治疗效果不佳。

【刻下症】鼻流黄涕。

【舌脉诊】苔薄,脉缓。

【辨　证】肺主气,司呼吸,上连气道、喉咙,开窍于鼻,外合皮毛。鼻渊的发生与肺经受邪有直接关系。外感风寒,内侵于肺,蕴而化热,肺气失宣,而致鼻塞。风邪解后,郁热未清,酿为浊液,壅于鼻窍,则发为鼻渊。

【诊　断】西医诊断:副鼻窦炎。

　　　　　中医诊断:鼻渊(肺经郁热)。

【治　则】祛风清热,宣肺开窍。

【治　法】穴位选取通天、上星、上迎香、迎香、合谷、列缺。诸穴均用泻法。

【疗　效】治疗 20 次后,症状明显减轻。

【点　睛】通天疏风清热利窍;近取上星、迎香以宣通鼻窍;上迎香是治疗鼻病的要穴,针刺时可立即引起喷嚏而鼻通;合谷、列缺为原络配穴法,宣肺气而通鼻窍。诸穴相配以祛风清热,宣肺开窍。

【按　语】上迎香——在面部,当鼻翼软骨与鼻甲的交界处,近鼻唇沟上端处。上迎香清热透窍,主治头痛、鼻塞、迎风流泪等。

程莘农验案二 ▶▶▶

◇李某,女,55 岁,1991 年 11 月 16 日初诊。

【主　诉】鼻塞流涕 7 年余。

【现病史】患者鼻塞流涕 7 年余,经中、西医多种方法治疗,效果不显。

【刻下症】面晦少泽,鼻塞流涕,遇寒或不明原因反复发作,咳嗽畏寒,流泪,发作严重时伴有哮喘出现。

【舌脉诊】舌尖红,舌苔中部厚腻微黄,脉弦尺虚。

【辨　证】肺胆郁热之鼻渊。

【诊　断】西医诊断:鼻窦炎。

　　　　　中医诊断:鼻渊(肺胆郁热)。

【治　则】清化痰热,疏通鼻窍。

【治　法】穴位选取大椎、风池、迎香、通天、上星、合谷、列缺、太溪、太冲。诸穴均用泻法。

【疗　效】治疗 6 次后,患者畏寒、流泪、鼻塞流涕好转;治疗 12 次后,诸症明显减轻,但因故停止治疗。

【点　睛】《素问·气厥论》篇说:“胆移热于脑,则辛頞鼻渊。”该论述指出胆经郁热也是本病的病因之一。

小结

鼻渊多因风寒袭表，蕴而化热，鼻窍不利；或胆经湿热上迫，壅于鼻窍所致。治疗鼻渊取手太阴、手阳明经穴为主，以宣肺清热。针刺用泻法。

主穴：上星、迎香、合谷、列缺。

鼻塞者配风池、大杼；涕稀色白配肺俞、太渊；涕黄稠带血、发热配大椎、尺泽、少商；头痛配太阳、印堂。

第六节　咽　痛

杨永璇验案 ▶▶▶

◇谌某,女,21 岁。

【主　诉】咽痛 3 天。

【现病史】患者急性咽喉炎 3 天,经西医治疗,稍有好转。昨起突然声音嘶哑,咽痛转甚,前来就诊。

【刻下症】咽痛,痰色黄而稠,气窒不畅。

【舌脉诊】舌苔薄、干燥,脉细数。

【辨　证】急性咽喉炎,俗称"喉咙痛",大都由于风热外感,灼伤咽门,或疲劳过度,虚火上炎所致。轻者咽部干痛,重者吞咽困难,甚至恶寒、发热交作。此例患者系轻症,感受外邪,气火上腾,肺津为痰热所耗而致。

【诊　断】西医诊断:急性咽喉炎。

中医诊断:咽痛(外感风热)。

【治　则】清热豁痰宣肺。

【治　法】穴位选取天突、内关、合谷、太溪。诸穴用捻转补泻法,天突不留针,余穴留针 10 分钟。

【疗　效】五诊时,患者病情已缓解,音清痛减,略有喉痒。余痰未清,肺络未和,原方加廉泉以顺气通窍。廉泉用泻法不留针。针治后,诸恙悉平,病痊愈,停针。

【点　睛】取天突宣肺豁痰；内关宽胸理气；合谷解表泻热；太溪用补法,清音利咽。另有经验穴"利咽",用平补平泻手法,专治咽喉痛,多数患者于针刺治疗后1小时疼痛明显减轻,5~6小时获愈。此穴有通利咽喉的功效,故名"利咽"。利咽在手阳明大肠经的天鼎穴外旁8分,进针0.5~1寸,主治急性咽喉炎、急性扁桃体炎、喉咙痛、声音嘶哑等。

程莘农验案 ▶▶▶

◇张某,女,21岁,1984年9月27日初诊。

【主　诉】咽干不适5年余。

【现病史】5年前,患者无明显诱因而感咽干不适,曾在某医院被诊断为"咽炎",服用西药无明显效果,前来就诊。

【刻下症】患者晨起吞咽时,咽中干辣,声音嘶哑,稍食辛辣则加重,余无不适。

【舌脉诊】舌淡暗、有裂纹,脉细。

【辨　证】咽喉为肺、胃所属,咽接食管,通于胃;喉接气管,通于肺。肺、肾精气耗损于内,虚火上炎咽喉而致咽干不适。

【诊　断】西医诊断:咽炎。

　　　　　中医诊断:咽干(肺肾阴虚)。

【治　则】滋阴利咽。

【治　法】穴位选取列缺、太溪、照海、合谷、三阴交、天鼎。

【点　睛】太溪为足少阴经原穴,照海通于阴跷,两穴滋阴降火,引虚火下行,为治虚热咽喉不适之要穴;三阴交加强太溪、照海滋阴降火之作用;列缺为手太阴经络穴,合谷为手阳明经原穴,天鼎为手阳明经穴位,以清太阴、阳明郁热。

小　结

　　咽喉肿胀疼痛,中医概称为喉痹,有虚、实之分。实证多因外感风热,熏灼肺系,或肺、胃二经郁热上壅,致咽喉肿痛;虚证多因肾阴不足,虚热上炎所致。

　　实证取手、足阳明经穴为主,以疏风清热,针刺用泻法。

　　主穴:少商、合谷、内庭、天容。

　　虚证取足少阴经穴为主,以益阴降火,针刺用补法。

　　主穴:太溪、鱼际、三阴交、照海、列缺。

第七节 牙 痛

杨介宾验案 ►►►

◇患者,男,23 岁,1996 年 12 月 28 日初诊。

【主　诉】牙痛 7 天。

【现病史】7 天前,患者开始牙痛,近日加剧。曾口服复方阿司匹林片等药物,未见效。

【刻下症】牙痛时痛时止,咀嚼不便,不能进食,遇冷热加重,夜不能寐,头晕,伴寒热,小便黄而大便干。检查:牙龈及面颊肿胀,口气秽臭,右下齿第二大臼齿有一黑浸斑点龋孔。

【舌脉诊】舌红少津,苔薄黄,脉浮数。

【辨　证】患者牙龈及面颊肿胀,口气秽臭,小便黄而大便干为胃火炽盛之象。舌红少津,苔薄黄,脉浮数亦为内热之征。

【诊　断】西医诊断:龋齿。

中医诊断:牙痛(胃火壅盛)。

【治　则】清热泻火,疏风止痛。

【治　法】穴位选取颊车、大迎、合谷、内庭、阿是穴。阿是穴即牙龈肿痛处,用三棱针点刺放血;余穴用泻法,重刺激。要求必须有酸麻沉重的针感传导,痛止后方可出针,留针过程中,每 3 分钟提插捻转 1 次。

【疗　效】进针后 10 分钟,疼痛缓解,30 分钟痛止。翌日牙痛又作,依前法继续针刺 2 次,肿痛全消。

【点　睛】手、足阳明经脉循行于齿中,局部循经取颊车、大迎通经活络;远端取原穴合谷疏风止痛;取荥穴内庭以通降腑气,清泻胃热。数穴同用,共奏清降热邪、疏风止痛之功。

盛燮荪、凌煦之验案 ▶▶▶

◇江某,男,31 岁,1960 年 6 月 20 日初诊。

【主　诉】牙龈肿胀疼痛 5 天。

【现病史】患者素来嗜好辛辣,偏食成性,5 天前因多食生大蒜,引起右侧下龋齿作痛,服止痛药无效,局部封闭只能止一时之痛。

【刻下症】牙龈肿胀疼痛,痛势如割,大便坚实。

【舌脉诊】舌苔黄腻而厚,尺脉洪大。

【辨　证】本案例属阳明胃火上腾之实热证,舌苔黄腻而厚为实热蕴积,脉洪大为阳明气分实热之象。

【诊　断】西医诊断:急性牙周炎。

　　　　　中医诊断:牙痛(胃火牙痛)。

【治　则】清胃泻热止痛。

【治　法】穴位选取二间(左)、大迎(右)。二穴用泻法,留针 20 分钟。

【疗　效】第一日:病势稍减。下午病势又剧,复来针治,改针合谷、颊车,仍用泻法,痛不能控制。第二日:穴位选取合谷、偏历、丰隆、厉兑(左),行泻法,每 5 分钟行针 1 次,留针 40 分钟病势方息。此后依原方连针 2 次,舌苔转为正常,疾病获愈。

【点　睛】本例患者在前两次治疗时,分别选用二间配大迎、合谷配颊车,这两组穴都是治疗齿痛的常用经验穴,但是针后疗效并不满意,而第三次针刺合谷、偏历、丰隆、厉兑却能止痛,这是因为该案例属阳明胃火上腾之实热证,根据"经气实则络脉满"的理论,泻经则无效果,要泻络,故取偏历、丰隆这两个手、足阳明经的络穴以疏通经气,引胃火下降。这也验证了《标幽赋》所言:"泻络远针,头有病而脚上针。"

小 结

牙痛是临床常见的一种多发病,有实火与虚火之分。实火多由胃热复感风温所致,又称风火牙痛;虚火多由肾阴不足,虚火上炎所致。

主穴:合谷、颊车、下关。

风火配风池、内庭;虚火配太溪。

第四章

皮肤科、外科疾病

第一节 丹 毒

陆瘦燕验案 ►►►

◇许某,女,45 岁,1948 年 7 月初诊。

【主　诉】右足、腿突发红肿 3 天。

【现病史】患者无明显诱因忽然出现右足、腿红肿,前来就诊。

【刻下症】右足、腿红肿,其赤如丹,肌肤发热,疼痛难忍,不能行走。

【舌脉诊】舌苔正常,脉濡数。

【辨　证】本病多由热郁化火,挟湿流注足胫而成。其肿胀疼痛多为经气壅滞不通而致。濡脉为内湿之象,数脉为热象。

【诊　断】西医诊断:下肢丹毒。

　　　　　中医诊断:流火(热郁化火)。

【治　则】泻热解毒。

【治　法】穴位选取委中、阳陵泉、承山、足三里、丰隆。诸穴用提插泻法,委中刺出血。

【疗　效】刺后疼痛即减,治疗 7 次后,患者痊愈。

【点　睛】治疗以清解患部经络之热毒为主,也可随经辨证取穴。委中出血可泻下肢血分之热毒,也可在患处用三棱针点刺出血,以清泻热毒。

小 结

丹毒是由风邪、湿热相搏,袭于肌肤所致,或发手足,或发腹部。因发生部位不同,而名称各异,如发于胫踝者,俗称流火,又称火丹;久病屡发者,小腿粗胀,俗称"大脚风"。

局部用分散刺或围刺,数发针而浅刺出血,并可加拔罐以清泻热毒。

恶寒发热配大椎、曲池、合谷;壮热烦渴配委中、十宣(点刺出血);头痛配太阳、风池。

第二节 疔 毒

彭静山验案一 ▶▶▶

◇田某,女,22 岁,1961 年 1 月 20 日初诊。

【主　诉】右手中指端红肿 1 天。

【现病史】患者昨晚无明显诱因出现右手中指端红肿,前来就诊。

【刻下症】患者右手中指端靠指甲处红肿,今早加重,局部由赤红转青紫色,顶端发白,痛不可忍,并向前臂内侧及肘窝尺侧方向蔓延,周身发冷,恶心,神志清楚,面色发黄,声音、呼吸无异常。

【舌脉诊】舌苔薄白,脉细数。

【辨　证】本例疔毒发于中指之端,为湿热邪气走窜心包经而发。

【诊　断】西医诊断:甲沟炎。

　　　　　中医诊断:疔毒(热毒阻络)。

【治　则】清泻血分热毒。

【治　法】穴位选取右侧的天池。天池用捻转补法,疼痛立止;遂沿红线由中指向上,以圆利针点刺出血,红线部疼痛立即减轻,恶心、畏寒俱消失。

【疗　效】1 月 26 日复诊,患者已痊愈。

【点　睛】本例疔毒发于中指之端,属心包经,故采用首尾循经取穴法,针刺右侧天池。由于脉细数,属于虚热,故用补法。

彭静山验案二 ▶▶▶▷

◇李某,女,40 岁,1972 年 10 月 9 日初诊。

【主　诉】左手麻木半天。

【现病史】今晨患者无明显诱因忽觉左手局部麻木,前来就诊。

【刻下症】患者左手少府穴处漫肿无头、疼痛,皮肤颜色未改变,知觉不敏感,面色白,形体略瘦,身冷,心烦,恶心。

【舌脉诊】舌红,苔黄,脉细数。

【辨　证】病变部位当少府穴处,据脉、症属心经虚热。

【诊　断】西医诊断:甲沟炎。

　　　　　中医诊断:阴疽(气虚痰瘀)。

【治　则】补气,行气,化痰。

【治　法】穴位选取极泉。针刺极泉得气后用补法,留针 2 分钟。

【疗　效】针刺后患者即觉疼痛、身冷、恶心消失,自诉心中异常畅快。

【点　睛】本例采用首尾循经取穴法取极泉,用补法。

小　结

　　疔毒的特点:都发生在穴位上。面部、口唇、手指、足趾皆为经络穴位首尾之所在处,如大肠经的止穴迎香穴生疔,针其起穴商阳,则其发热恶寒、恶心、疼痛、心烦等症状均可在针刺后迅速消失。应用首尾穴时也不必过于拘泥,同经穴位距离首尾两穴较近者亦可使用,如各经的原穴、输穴之类。

　　如有淋巴管炎(俗称起红线),可用圆利针点刺出血,每隔1寸点刺1针,挤出黑血,点刺到红线消失处。或将姜片放于红丝起端及止端穴位上,以艾炷灸,直到红丝逐渐自行收缩以至消失。

第三节 牛皮癣

程莘农验案 ▶▶▶

◇易某,60岁,1984年8月23日初诊。

【主　诉】项部、双肘尖和双手掌生癣、瘙痒两年。

【现病史】患者两年前无明显诱因双手掌生癣、发痒,继之延及颈项、双肘尖。在某医院诊断为"神经性皮炎",经各种治疗无明显效果。

【刻下症】患者双手掌、肘尖及颈项生癣,皮肤粗糙,状如牛皮,奇痒难忍,夜不能寐。

【舌脉诊】舌红,苔白,脉弦。

【辨　证】本病多因患者先天禀赋不足,风湿热邪客于肌肤,经络受阻所致。

【诊　断】西医诊断:神经性皮炎。

　　　　　中医诊断:牛皮癣(风热湿阻,气血失和)。

【治　则】祛风利湿,清血润燥。

【治　法】穴位选取风池、曲池、外关、合谷、八邪、血海、三阴交、郄门、劳宫、阴陵泉。梅花针重叩颈项、肘尖、手掌等患处。诸穴均用泻法。

【点　睛】风池祛风;曲池、合谷分别为手阳明大肠经合穴、原穴,既能清利在肌肤的湿热,搜风止痒,又可清利胃肠湿热;八邪祛风活络止痒;外关清热通络;血海补血润燥,祛风止痒;三阴交、阴陵泉利水渗湿;"诸痛痒疮,皆属于心",泻郄门、劳宫以宁心安神,清营止痒;梅花针重叩颈项、肘尖、手掌等患处,以疏肌腠风毒之邪。

杨介宾验案 ▶▶▶

◇邱某,女,30 岁,1993 年 9 月 3 日初诊。

【主　诉】项部及肘弯皮肤增厚、奇痒 3 个月。

【现病史】患者 3 个月前无明显诱因出现项部及肘弯皮肤增厚、奇痒,经多方治疗无效。

【刻下症】项部有 4 cm×8 cm、左肘弯有 3 cm×5 cm 的皮肤增厚,干燥皲裂,奇痒难忍,遇热加重,搔后溢出淡红色粒状液体。

【辨　证】本病病因复杂,病情迁延日久,缠绵难愈之顽癣多有痰湿瘀血阻滞经络,又有自身病久体虚,营卫不和,血虚风燥之临床表现。

【诊　断】西医诊断:神经性皮炎。

　　　　　中医诊断:牛皮癣(血虚风燥)。

【治　则】养血活血,疏风润燥。

【治　法】用皮肤针叩打患部,轻微出血,然后于病损部位贴以薄棉,火柴点燃,一过性灸之,连灸 5 遍。每 3 日治疗 1 次。

【疗　效】治疗 1 次后,奇痒明显减轻;治疗 2 次后,基本不痒,增厚皮肤已见消退;治疗 10 次后,皮肤光滑,接近正常。

【点　睛】治疗之时,当以刺血为主,使瘀去络通,瘀血去而新血生,同时配合火棉灸,其效更佳。本病初起因风湿热邪遏于肌肤,日久血虚风燥,肌肤失养而致皮肤增厚并有奇痒。故先用皮肤针局部叩刺出血以理血活血,复用火棉灸疏风和营,二法合用,共奏养血活血、疏风润燥之功,故皮厚奇痒自愈。

第四节 白癜风

贺普仁验案一 ▶▶▶▶

◇刘某,女,18 岁。

【主　诉】全身多处白斑 7 年。

【现病史】患者 7 年前开始发现左下肢外侧出现白斑,大小约 1 cm;
1 年前双手腕部、脚踝部及右季肋部亦出现白斑,未经治疗。

【刻下症】全身多处白斑,白斑最大处约 5 cm×7 cm。

【舌脉诊】舌红、边有齿痕,苔薄白,脉细。

【辨　证】综合舌、脉的表现,本病乃是气血不足、肌肤失养所致。

【诊　断】西医诊断:白癜风。

　　　　　中医诊断:白癜风(气血不和,肌肤失养)。

【治　则】调和气血,荣养肌肤。

【治　法】穴位选取阿是穴、侠白。以短毫针密刺病灶处,留针 30 分
钟;灸侠白穴,每侧 30 分钟。

【疗　效】共计治疗 10 次,白斑面积明显缩小,其中左手腕部一块已基
本消失。

【点　睛】选用"微通法"之毫针与"温通法"之灸法以补益气血,扶正
祛邪。侠白属手太阴肺经穴,肺主皮毛,主白色,皮肤发生白癜风为肺经病
变。《素问》言"诸气者,皆属于肺""肺朝百脉",故通过灸侠白穴调理肺

气,可达到调和全身气血的作用,气血调和,肌肤得以荣养。

贺普仁验案二 ▶▶▶▶

◇付某,女,27 岁。

【主　诉】右肩白斑数月。

【现病史】患者于数月前发现右侧肩部皮肤白斑,局部无任何不适,曾涂以药物治疗无效。

【刻下症】右肩白斑,白斑面积约 3 cm×2 cm。

【舌脉诊】舌淡,苔白腻,脉滑。

【辨　证】根据患者舌、脉症,辨证为体内蕴湿,气血失和,肌肤失养。

【诊　断】西医诊断:白癜风。

　　　　　中医诊断:白癜风(湿邪内蕴)。

【治　则】温经通络,行气活血,祛湿除邪。

【治　法】穴位选取阿是穴(白斑处)。以细火针速刺阿是穴,每周治疗2 次。

【疗　效】治疗 5 次后,白斑消失。

【点　睛】湿为阴邪,火针助阳,故选用"温通法"之火针疗法以温经通络,行气活血。经络通,气血行,闭阻于经络的湿邪就可被正气驱除于外。

贺普仁验案三 ▶▶▶

◇孙某,男,30 岁。

【主　诉】左手背白斑半个月。

【现病史】患者于半个月前生气后发现左手背白斑。

【刻下症】左手背白斑,白斑面积约 3 cm×6 cm。

【舌脉诊】舌质红,苔薄白,脉滑。

【辨　证】患者病变与其怒后肝气郁结有关,"气为血之帅,血为气之母",气滞则血瘀,导致气血失和,肌肤失养而致本病。

【诊　断】西医诊断:白癜风。

中医诊断:白癜风(气滞血瘀)。

【治　则】行气活血,荣养肌肤。

【治　法】穴位选取阿是穴。取左手背白斑处,以锋针速刺出血,辅以拔罐助其出血,每周治疗 1 次。

【疗　效】共治疗 4 次,白斑消失。

【点　睛】用"强通法"之锋针放血可以直接迫血外出,疏泄瘀滞,畅通经脉,血行气通,肌肤得养。

小 结

　　白癜风又称白驳风,是一种局限性色素代谢障碍疾病,发病原因有遗传因素、自身免疫和神经因素等,多由情志失调,气机不畅,复感外邪,肺卫失和,邪气客于肌肤,致气血失调、血不荣肤而引起。贺普仁教授认为,此病发于外是表象,气血失和是本病的基本病机,故采取养血疏风、调和气血、荣养肌肤的治疗原则,并根据不同的体质和病情,选用不同的针具和治法,灵活选用三通法予以治疗。

辨证属气血不足的患者,选用"微通法"之毫针来治疗,并可配合"温通法"之灸法以补益气血,扶正祛邪。

患者湿邪内蕴则可用"温通法"之火针疗法,因湿为阴邪,火针助阳,具有温经通络、行气活血的功能。

辨证属气滞血瘀的患者,用"强通法"之锋针放血,直接迫血外出,疏泄瘀滞,畅通经脉。

第五节 瘾 疹

刘淘新验案 ▶▶▶▶

◇患者,男,65 岁,2001 年 2 月 13 日初诊。

【主 诉】全身荨麻疹八九年。

【现病史】患者于八九年前开始出现皮肤刺痒,部位不定,搔抓即起风团,患处皮肤红白相间,较硬;刺痒逐渐加重,此起彼伏,发为全身,发作渐频,痛苦不堪;发作与气候冷热变化关系不明显;患者可正常沐浴。本病发作原因不明,可能与患者工作频繁接触各种化学物质有关。患者对日光过敏。西医诊断为慢性荨麻疹,曾对症、服抗过敏药治疗,但疗效欠佳。食欲正常,大便时干,小便正常,情绪因病不佳,睡眠因病受扰。无疼痛,无口渴,无其他不适。心脏、血压均正常。有吸烟史。

【刻下症】全身布满疹块,稍高于皮肤,多淡红色,不甚痒;皮肤粗干而无光泽。

【舌脉诊】舌红,苔少。左、右脉弦微数,尺弱。

【辨 证】邪气外侵,蕴于肌肤,阴血不足,风热内生。患者在炼铝厂实验室工作多年,接触各种化学物质,故辨为邪气外侵,蕴于肌肤;又患者阴血不足,故生热、生风。皮肤对日光过敏,大便干,皮肤干,舌红,脉微数均为阴虚内热之象。

【诊 断】西医诊断:慢性荨麻疹。

中医诊断:瘾疹(血虚风燥)。

【治　则】祛风清热,滋阴养血,止痒消疹。

【治　法】治疗采用针刺法、火罐法。针驷马(平)、风市(平)以祛风止痒,针血海(补)、三阴交(补)以养血调血。神阙拔罐以止痒。

【疗　效】治疗25次后,患者全身无任何风团,不痒不痛,临床治愈。因刘教授回国,故嘱咐患者逐渐拉开时间继续治疗以巩固疗效,并忌食鱼虾等发物,少食热性食品,保持大便通畅等。

【点　睛】本案例病情绵延,患者自认为治愈无望。攻克此顽症,实受益于仲景解表大法之"强人病表发其汗,虚人病表建其中"之启示。本例瘾疹为病位在表而非表证,但常言"久病必虚,虚则邪恋",是为病转慢性之理。治疗表明,建中法确为补虚之正法、要法。强后天之本则气弱可强,血虚可补,痰湿可化,升降可调;但凡治疗慢性病,均不可忽视建中大法。

小 结

瘾疹又名风疹,即现代医学所称之荨麻疹,是由多种因素引起的一种过敏性皮肤病。它是以身体瘙痒,搔之出现隆起的红斑,形如豆瓣,堆积成片,发无定处,忽隐忽现,退后不留痕迹为特征。

主穴:曲池、合谷、血海、风池。

疹色鲜红配膈俞、曲泽(放血);疹色白者配足三里;胃痛配内关、中脘。

第六节　痤　疮

冯莉验案 ▶▶▶

◇高某,女,30 岁。

【主　诉】面部痤疮反复发作 6 个月。

【现病史】患者每次于食用油炸、海鲜之品或饮酒后面部出现密集痤疮,前来就诊。

【刻下症】面部痤疮,痤疮大如黄豆,小如粟米,可挤出白色粉状物,伴口干口臭,便秘。

【舌脉诊】舌红,苔黄腻,脉滑数。

【辨　证】患者饮食不节,喜食肥甘腥发之品,以至肺胃蕴热,热毒上攻发为痤疮。舌红,苔黄腻,脉滑数为湿热、实热之象。

【诊　断】西医诊断:痤疮。

中医诊断:肺风粉刺(肺胃蕴热)。

【治　则】宣肺清热化湿。

【治　法】穴位选取大椎、肺俞、膈俞、胃俞、大肠俞。三棱针点刺,每次取 3~4 穴,点刺后,拔罐 5 分钟吸出少许血,每日 1 次,10 次为 1 个疗程。贴压耳穴(肺、大肠、心、内分泌、肾上腺、面颊区、额),两耳交替贴压,每日按压 3 次,10 日为 1 个疗程。

【疗　效】第 1 个疗程治疗后,痤疮数量减少,大便通畅;3 个疗程后,痤疮全部消失,痊愈。

【点　睛】点刺大椎穴能清热解毒,解表解肌;肺俞、胃俞能清肺胃热;膈俞为血会,点刺能活血化瘀,泻血中热毒;大肠俞能疏通腑气,恢复大肠的传导功能,便秘自解。以上诸穴三棱针点刺后加拔罐可以增强驱邪逐瘀、热毒外泻之功效,即"菀陈则除之"。痤疮多伴有阳明火盛,肺与大肠相表里,贴压耳穴大肠可除阳明之火;又"诸痛痒疮,皆属于心",按压耳穴心可泻火止痒;按压内分泌、肾上腺可以调节内分泌紊乱;面颊区、额是痤疮在耳穴上的定位点,按压可改善面部血液循环,达到消炎退疮的作用。治疗期间忌食腥腻辛辣之品,多食瓜果、蔬菜,防止便秘,注意面部清洁,加强身体锻炼。

杨金洪验案 ▶▶▶▶

◇王某,女,42 岁。

【主　诉】颜面、胸背多发丘疹结节数年,加重 1 个月。

【现病史】近几年来,患者颜面、胸背反复多发暗疮粉刺,暗红,压痛,面色暗黄并有色素斑,忌食辛辣,仍无好转;身重,入睡困难,口苦,腹胀,便黏腻不爽,小腹、四肢寒凉,月经量少、色暗;曾服中药汤剂治疗好转后又反复发作,再服无效。近 1 个月加重。

【刻下症】患者颜面、胸背多发丘疹,腹胀,便黏腻。

【舌脉诊】舌胖有齿痕、色暗,苔薄白黄,脉沉细。

【辨　证】饮食不节或过食生冷,脾气不足,脾失健运,水谷运化失常致腹胀、身重;情志不舒,肝气郁结,冲任失调,气滞血瘀而致肌肤疏泄功能失调,可见面色暗黄并有色素斑,月经量少、色暗。

【诊　断】西医诊断:痤疮。

中医诊断:肺风粉刺(肝郁乘脾,冲任不调)。

【治　则】疏肝健脾,调理冲任,活血散结。

【治　法】体针:面部丘疹、局部阿是穴、灵台、合谷、曲池、中脘、关元、三阴交、太冲、肺俞、脾俞、肝俞、膈俞、肾俞。太冲、曲池、合谷用泻法,脾俞用补法,余穴用平补平泻法,留针30分钟,隔日1次。下腹部用TDP神灯。放血疗法:肺俞、灵台用三棱针点刺加拔罐放血,每周1次。治疗30次。

【疗　效】治疗后,痤疮基本消失,未再新出,月经量略多于前;小腹、肢体冷感好转,排便略改善。

【点　睛】本案例为42岁患者,不属于青春期痤疮,调理冲任是关键。证候虚实夹杂,上热下寒,辨证施治,既应用拔罐放血,清热散瘀,又补脾益肾,标本兼治。

小　结

痤疮系毛囊、皮脂腺的慢性炎症性皮肤病,多发于青年男女或中年女性,好发于面部,形成丘疹、粉刺、脓疱等损害,严重影响容貌。中医学认为,过食肥甘厚味,脾胃湿热内蕴上蒸;或肺经蕴热,外受风邪;或冷水渍洗,血热蕴结,均可酿成本病。痤疮可分为以下三种类型。

肺经蕴热型:主要表现为粉刺初起,红肿疼痛,面部瘙痒,口干,小便黄,大便干燥,舌红苔黄,脉浮数。

脾胃湿热型:主要表现为粉刺此起彼伏,连绵不断,可以挤出黄白色栗米粒样脂栓,或有脓液,颜面出油光亮,伴口臭口苦,食欲时好时坏,大便黏滞不爽,舌红苔黄腻,脉弦数。

气血瘀滞型:主要表现为痤疮久而不愈,皮疹紫暗,或同时有丘疹、脓疱、结节、囊肿等聚集,称为"聚合性痤疮"。

【处方一】合谷、风池。局部配穴加颧髎、下关、迎香、四白；肺经风热配肺俞、列缺；脾胃湿热配曲池、丰隆、阴陵泉、三阴交；气血瘀滞配血海、三阴交、太冲；大便干结配支沟、大横、照海、三阴交。

【处方二】大椎、脾俞、足三里、合谷、三阴交。

耳穴：肺、神门、交感、内分泌、肾上腺、皮质下。

操作方法：耳穴埋王不留行籽，外用胶布固定，每日按摩上穴3次，每次约10分钟。

第七节 黄褐斑

冯莉验案 ▶▶▶▶

◇张某,女,42岁。

【主　诉】面部色素沉着1年余。

【现病史】患者1年前出现面部色素沉着,并逐渐加深。

【刻下症】面部色素沉着明显,伴神疲,失眠,月经量少、色淡。

【舌脉诊】舌淡,苔白,脉细。

【辨　证】证属气血虚弱,不能上荣于面部,皮肤失于濡润而致色素沉着。

【诊　断】西医诊断:黄褐斑。

　　　　　中医诊断:黄褐斑(气血虚弱)。

【治　则】调和气血,补益脏腑,祛斑。

【治　法】针刺局部斑块、合谷、三阴交、足三里、脾俞、肾俞、肝俞。耳穴:面颊、肺、肝、脾、肾、内分泌、神门、卵巢、内生殖器、子宫。体针得气后留针30分钟,每日1次,10次为1个疗程。交替贴压两耳耳穴。

【疗　效】治疗1个疗程后,斑色变浅,兼症好转;治疗5个疗程后,黄褐斑消失,随访1年,未见复发。

【点　睛】针刺局部色斑可以疏调经气,活血化瘀,改善局部营养,增强细胞再生,清除堆积废物,促进色斑消退;合谷为治疗面口疾病的要穴;三阴交调整肝、脾、肾三脏经气;足三里健脾益胃,充实后天;背俞穴肝俞、脾俞、肾俞可以健脾补肝益肾。耳穴治疗黄褐斑是根据耳与脏腑经络相联系的原理,"耳者,宗脉之所聚也。""十二经脉三百六十五络,其气血皆上于面而走空窍,其别气走于耳面为听",通过刺激与黄褐斑发病有关的耳穴,可达到疏通经络、调和气血、活血化瘀、滋补肝肾的目的,最终获得祛斑美容的效果。

小 结

黄褐斑是颜面部出现的局限性淡褐色或褐色皮肤改变,面颊和前额部多见,往往发生在女子分娩前后。

【处方一】肺俞、肝俞、脾俞、胆俞、肾俞、三焦俞、血海、太溪、太冲。背俞穴针后加火罐。

【处方二】大椎、肺俞、膈俞、心俞、肝俞。

每次选取1个穴位,皮肤常规消毒后,用三棱针点刺出血或用皮肤针叩刺至皮肤微微发红,再行拔罐。以上穴位交替使用,体壮者每日治疗1次,体弱者2~3日治疗1次,5次为1个疗程,疗程间休息3~5日。

【处方三】耳穴主穴:内分泌、卵巢、面颊。

配穴:皮质下、肺、肝、脾、心、肾、肾上腺、内生殖器、眼、口、额、颞。

根据具体辨证所涉及的经络和脏腑及色斑部位选取配穴,内分泌、皮质下、内生殖器可交换选用。嘱患者每日轻揉3次,夏天3~4日更换1次,其他季节5~6日更换1次,两耳交替治疗。

第八节　扭　伤

杨介宾验案 ▶▶▶

◇杨某,女,16 岁。

【主　诉】右踝关节肿胀疼痛 1 天。

【现病史】患者于 1 天前,因行走不慎而致右踝关节扭伤,当即局部青紫肿胀,疼痛难忍,呻吟不已,步履艰难,影响学习和睡眠。

【刻下症】右踝关节肿胀疼痛,局部青紫肿胀,足不能履地,触诊未见骨损与脱位。

【舌脉诊】舌质淡红,苔薄白,脉象浮紧。

【辨　证】此为外踝部筋脉瘀血留滞,气机不畅,不通则痛、则肿。

【诊　断】西医诊断:软组织损伤。

中医诊断:扭伤(血瘀气滞)。

【治　则】活血化瘀,消肿止痛。

【治　法】穴位选取丘墟、昆仑、解溪、阿是穴。以上穴位,均取患侧,用三棱针散刺出血,出血约 1 mL,并加拔罐,以排尽紫黑色瘀血。针后患者疼痛减轻,次日再诊,仍用上法,肿胀基本消退。三诊后肿痛全消,行走自如。

【疗　效】肿胀消退,疼痛缓解,行走正常。

【点　睛】踝部扭伤属中医伤筋的疾病,《素问·阴阳应象大论》曰:"气伤痛,形伤肿",故临床表现以肿痛为主,其治宜活血化瘀、消肿止痛。

循经局部以取足三阳经腧穴为主,用三棱针刺血拔罐,以祛其瘀血,使"经脉流行,营复阴阳"(《灵枢·本藏》),其病则愈。

小 结

　　扭伤多由剧烈运动或负重不当、跌仆、闪挫、牵拉或扭转过度等原因,引起气血壅滞、经脉闭阻而成关节及筋脉损伤,扭伤部位肿胀、疼痛,肌肤可见青紫,伴有相应功能障碍,一般能找到压痛点。治疗本病,多以局部刺血拔罐为主,酌情配伍其他穴位,以达行气消肿、活血化瘀的目的。

第九节　腱鞘囊肿

杨永璇验案 ▶▶▶

◇孙某,女,56 岁。

【主　诉】右手腕关节背侧发现囊肿一枚数月。

【现病史】无明显诱因,囊肿未经治疗。

【刻下症】右手腕关节背侧囊肿如桂圆大小,推之能动,压之酸楚。

【辨　证】腱鞘囊肿,中医称之为"筋结",好发于手腕、足踝关节部位,按之坚硬如弹丸,多由于劳累所致。

【诊　断】西医诊断:腱鞘囊肿。

　　　　　中医诊断:筋结(经脉不通,痰湿凝聚)。

【治　则】疏泄瘀滞,温通经络。

【治　法】囊肿局部,用直入一、傍入二的齐刺法,加温针。

【疗　效】囊肿逐渐缩小变软,4 次而愈。

【点　睛】用齐刺法加温针温通局部经络气血,散结消肿。

小 结

腱鞘囊肿在治疗上要排出囊内液体,在囊肿处施术,方法如下。

(1)粗针刺法:用较粗的针灸针从囊肿最高点刺破肿块,出针后挤压,使胶状液体从针孔流出。间隔 1 周,如肿块再出现,再按前法治疗。

(2)温针法:病轻浅者,只需在囊肿中央刺一针,深针刺透囊肿基底部,再加温针,数次即可消散。囊肿之牢固日久者,须用齐刺法,以加强针力。

(3)毫针围刺法:在肿块基底部,用两支针横刺,使针身在肿块内成"+"字形,顶端再直刺一针,起针后,用指压迫,使液体挤出肿块,渗于皮肉之间。

(4)火针刺法:将肿块推至一边,避开血管,将针在酒精灯上烧红发亮时,迅速刺入肿块深部,出针挤出液体。

第十节 坐骨神经痛

纪晓平验案 ▶▶▶▶

◇患者,男,44 岁,德国人,1995 年 1 月 30 日初诊。

【主 诉】右侧腰腿痛 15 年。

【现病史】患者右侧腰腿痛,时经时重,劳累后加重。X 线及 MRI 检查示第 4 腰椎、第 5 腰椎椎间盘膨出。15 年里在德国一些医院曾注射封闭六百多针,只能缓解疼痛,未能根治,前来要求针灸治疗。

【刻下症】右侧腰部、臀部及小腿外侧疼痛,劳累后加重,右小腿外侧时有麻木感。右侧第 4 腰椎、第 5 腰椎夹脊穴处有小的肿胀物,按之痛甚,并向小腿外侧放散。

【舌脉诊】舌紫有瘀斑、苔厚白,脉弦涩。

【辨 证】本例疼痛是由于经气不通,不通则痛。脊柱两侧华佗夹脊穴是膀胱经所过之处,臀部及小腿外侧是足少阳胆经所过之处,按经络辨证是属膀胱经及胆经经气不通。经气不通日久导致血瘀。第 4 腰椎、第 5 腰椎夹脊穴处有小肿物,按之痛甚,舌质紫,脉涩都是瘀血的症状。故本病可辨为膀胱经、胆经气滞血瘀。

【诊 断】西医诊断:腰椎间盘突出症,坐骨神经痛。

中医诊断:腰腿痛(气滞血瘀)。

【治 则】通调经络,行气活血。

【治　法】穴位选取十七椎穴,第 4 腰椎、第 5 腰椎夹脊穴,大肠俞,委中,右环跳,阳陵泉,丘墟。诸穴用泻法,留针 20 分钟。每周治疗 2 次。

【疗　效】针刺 3 次后,疼痛明显减轻。针刺 7 次后,疼痛及麻木均消失。随访 1 年未见复发。

【点　睛】中医辨证方法有多种,如八纲辨证、脏腑辨证、经络辨证等。应根据病情选择辨证方法。本例病变在经络,未在脏腑,故用经络辨证方法。另外,中医认为气滞日久会造成血瘀,本例腰腿痛已 15 年,又见夹脊穴处肿胀物,按之痛甚,舌质紫,脉涩,都是瘀血的表现。本病辨证为经络气滞血瘀,切中病机,故取得良好效果。

第十一节 肩关节周围炎

方存忠验案 ▶▶▶ ▶

◇计某,女,51 岁。

【主 诉】左肩痛、活动受限 1 个月。

【现病史】1 个月前,患者左肩感风寒后疼痛而活动逐渐受限,每遇阴天、寒冷天气及肩关节运动时疼痛加重,遇热则痛缓,现来就诊。

【刻下症】患者左肩疼痛,活动受限,遇冷加重,遇热则缓解。查体:左肩上耸畸形,肩周围肌肉有僵硬感,肩锁关节、肱二头肌腱、肩峰下大小圆肌处压痛(+),肩功能 6 个方向均障碍。X 线见肱骨头与肩峰的间隙消失。

【舌脉诊】舌淡,苔白,脉弦紧。

【辨 证】风寒之邪侵袭肩部,阻滞气血经脉,不通则痛。寒为阴邪,遇阴天寒冷则痛甚,待阳热温照则痛缓,寒凝滞收引,故肌肉僵硬。活动受限,舌淡,苔白,脉弦紧为寒证之象。

【诊 断】西医诊断:肩关节周围炎。

中医诊断:肩痹(风寒侵袭)。

【治 则】祛风散寒,舒筋活络。

【治 法】采用手法推拿,操作步骤如下。

(1)掌直推法:用双手掌在肩部至上臂从上而下推 5 遍。

（2）双掌揉法：用双手掌分别置于肩前部、肩后部，双掌压力至肌肉层，并同时揉动 3 分钟，使局部有温热感为宜。

（3）㨰法：半握拳，用手掌尺侧及手背侧掌指关节在肩周反复㨰动 3 分钟。

（4）拿法：用右手对合用力，拿捏肩部肌肉 3 分钟。

（5）拨法：用双手拇指尖拨动肩井穴、肩贞穴、肩髎穴、天宗穴、阿是穴，共 3 分钟。

（6）牵抖法：双手握左手的第二、三、四、五指的末端，稍牵拉，同时上下抖动患肢 10 次。

（7）摇法：一手固定肩部，另一手握腕部，使患肢伸直，然后分别在肩关节六个功能方向被动摇动肩关节，幅度应由小渐大，至患者能忍受疼痛的最高角度，每个功能方向摇 20 次左右。

（8）叩击法：用双手空拳尺侧叩击肩部 8 分钟。

【疗　效】隔日推拿 1 次，10 次为 1 个疗程，共治疗 15 次，疼痛消失，活动功能如常。

【点　睛】重在温经散寒，疏经活络，手法以肩关节周围治疗为主。

第十二节 膝 痛

方存忠验案 ▶▶▶

◇李某,女,63 岁。

【主 诉】双膝关节痛 1 年余。

【现病史】1 年前,患者感双膝酸痛无力,行走过多后加重,休息后痛减,兼有前心、手足心发热。

【刻下症】双膝筋骨酸痛,行走后加重,卧则痛缓。查体:行走无跛行,膝内翻,膝关节功能正常,髌骨周围及内侧关节间隙压痛(+),被动伸屈关节内有轻微骨性摩擦音,余未见异常。X 线见双膝内侧关节间隙略窄,髌骨上下、胫骨髁棘、胫骨内外髁有轻度骨质增生。

【舌脉诊】舌质红,少苔,脉沉细。

【辨 证】患者年老体虚致肝血不足,肾精亏损,血不养筋;肾精亏损,骨髓不充,而发双膝筋骨酸痛,动则更伤精血,故行走后疼痛加重、卧则痛缓;肝肾阴虚发热故五心烦热。舌红为热证,脉沉细为虚证。

【诊 断】西医诊断:骨性关节炎。

中医诊断:膝痛(肝肾阴虚)。

【治 则】滋补肝肾,强筋壮骨。

【治 法】采用手法推拿,操作步骤如下。

(1)双掌分推法:用双手掌在膝间两侧分推 3 分钟。

（2）双掌揉法：用双手大鱼际肌分别置于髌骨两侧，双手同时揉动3分钟，使膝部有温热感为宜。

（3）拿法：用双手虎口部置于膝做拿捏手法3分钟。

（4）指揉法（分筋法）：在5个穴位鹤顶、膝眼、犊鼻、足三里、委中及7个阿是穴做指柔及分筋手法。每个穴位半分钟。

（5）被动伸屈膝关节3次。

（6）叩击法：用空拳尺侧叩击髌骨上下20次。

（7）嘱患者做主动收缩、股四头肌锻炼，每日2次，每次20分钟。

【疗　效】隔日推拿1次，10次为1个疗程，1个疗程后酸痛明显减轻，为巩固疗效，以后每周推拿1次。

【点　睛】重在5个穴位用补益手法，其他阿是穴辅之。

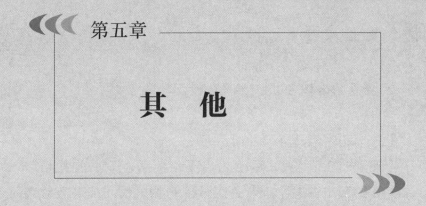

第五章

其 他

第一节　中　暑

杨介宾验案 ▶▶▶

◇夏某,女,29 岁。

【主　诉】头痛、恶心 2 小时。

【现病史】正值盛夏之际,患者出现头痛、恶心等症,前来就诊。

【刻下症】患者头痛如裂,急性病容,呼吸气粗,白睛红丝缕缕,心烦意乱,口大渴,大汗出,恶心欲吐。体温 41 ℃。

【舌脉诊】苔黄腻,脉濡数。

【辨　证】盛夏之际,暑湿侵袭,蒙蔽心包,清阳不升,故头痛、恶心;暑热伤津耗气,则见口大渴、大汗出;舌、脉亦为暑热之征。

【诊　断】西医诊断:中暑。

　　　　　中医诊断:中暑(阳暑,热伤心神)。

【治　则】开窍,泻热,涤暑。

【治　法】穴位选取大椎、太阳、商阳、中冲、少泽、委中。大椎刺血拔罐;其余各穴均用锋针点刺出血,并以淡盐水频频温服。

【疗　效】针后 2 小时,患者热退神清,其病若失,自行回家。

【点　睛】暑之重症出现神昏、汗出肢厥、呼吸浅促、脉微等症时,可用杨介宾教授自创的五心方,即百会、双劳宫、双涌泉。杨氏称为一个脑门心、两个手板心和两个脚板心,刺灸并用或配以人中、十宣等,其效更捷。

小 结

中暑是指在烈日暴晒或高温环境中工作造成的体温调节功能紊乱,甚至周围循环衰竭的内科急症,常发生于夏季,俗称"发痧"。但见头晕、头痛、呕恶者称"伤暑";猝然昏倒者称"暑厥";兼见抽搐者称"暑风"。杨介宾教授治疗本病,采用刺络放血法,每收奇效。通过多年的临床实践,总结摸索出两组治疗中暑的名方——消热涤暑方。

(1)大椎、太阳、商阳、中冲、少泽、委中。

(2)大杼、攒竹、少商、关冲、十宣、曲泽。

用法:以上两组处方先常规消毒,大椎、大杼锋针散刺后加拔罐,吸拔出紫黑色血液4～5 mL;其余各穴用锋针以稳、准、快的手法点刺出血0.5～1 mL,曲泽、委中可出血3～4 mL。

方解:夏令暑热炎蒸,兼之体气本虚,易引发本病。取督脉的大椎、足太阳经的大杼,督统诸阳,太阳主表,二穴刺血拔罐有清暑泻热之力;太阳、攒竹有泻上焦阳热以利头目之功;暑为阳邪,易犯心包,伤人气阴,取曲泽、委中泻心包与血中之热邪;商阳、中冲、少泽、少商、关冲等井穴,十宣系阴阳经脉交会之处,刺之启闭开窍,以达气阴两清的目的。

如暑邪内侵,上犯心包,清窍被蒙,而出现神志昏迷者加人中、百会醒脑开窍;烦躁不安加内关、神门宁心安神;肢体抽搐加后溪、阳陵泉、承山镇惊解痉;吐泻交作加中脘、天枢、足三里和中降浊,通调腑气;头晕目眩加四神聪、太冲平定风阳;汗出肢冷、脉伏,重灸关元、气海、百会以回阳固脱。

第二节　慢性疲劳综合征

贺普仁验案 ▶▶▶

◇患者,男,41 岁,2004 年 9 月 6 日就诊。

【主　诉】失眠 2 周,头痛 1 周余。

【现病史】患者由于工作压力过大,2 周前出现失眠。

【刻下症】失眠,夜不能寐,伴头痛,疲乏困倦,急躁易怒。血压 140/80 mmHg。

【舌脉诊】舌边、尖红,苔黄腻略干,脉弦滑。

【辨　证】患者因工作压力过大,导致肝的疏泄功能异常,气郁化火,上扰心神而失眠,夜不能寐;肝火上攻则头痛,急躁易怒;舌边、尖红,苔黄腻略干,脉弦滑均为肝火亢盛之征。

【诊　断】西医诊断:慢性疲劳综合征。

　　　　　中医诊断:失眠(肝阳上亢)。

【治　则】平肝潜阳,疏泄肝胆。

【治　法】穴位选取膏肓俞、膈俞、胆俞。诸穴施"强通法"。左手捏住应刺部位,右手持三棱针迅速刺入皮内 1~2 分深后立即将针退出,同时用手挤压局部使血液尽快流出,后在此三穴施以拔罐使血液能够充分流出。留罐时间视出血量而定,多在 5~10 分钟,出血量以 10~15 mL 为佳。若出血量过少,治疗效果往往不佳。每周治疗 1 次,一般 1~3 次即可取得满意疗效。

【疗　效】治疗1次后,患者自觉轻松,失眠症状有所缓解;治疗3次后,睡眠症状完全改善,情绪亦已平稳,后以中药调治而愈。

【点　睛】膏肓俞、膈俞和胆俞均属于足太阳膀胱经穴,分别位于背部第4胸椎棘突下旁开3寸,第7、10胸椎棘突下旁开1.5寸。后两者又合称"四花穴"。古代针灸典籍中曾记载用膏肓俞、膈俞、胆俞治疗类似于亚健康状态的慢性虚损性疾患。现代大量临床报道和实验研究也证实,针刺或艾灸此三穴对虚损性疾患有良好的治疗作用。

【按　语】强通法——贺普仁教授所创立的"贺氏三通法"之一,即用三棱针或其他针具刺破人体一定部位的浅表血管,根据不同病情,放出适量的血液以治疗疾病的方法。"强通法"通过直接刺血以调血,又以血调气,从而达到调整和恢复脏腑气血功能的目的。

小 结

慢性疲劳综合征又称亚健康状态,是指人的身心处于疾病与健康之间的一种健康低下状态,有躯体和心理表现。前者主要特征是躯体慢性疲劳,且为持续的或难以恢复的疲劳,常感体力不支,容易困倦疲乏,且常伴随睡眠障碍、头痛、抵抗力下降和代谢紊乱等。后者主要表现为焦虑和抑郁,常伴随烦躁不安、易怒和恐慌等。

【处方一】膏肓俞、四花穴,应用贺氏"强通法"。

【处方二】主穴:心俞、肝俞、脾俞、肾俞、肺俞。

配穴:气虚配足三里、百会;气血两虚配关元、气海;气阴两虚配三阴交、气海;气虚肝郁配太冲、足三里;气虚夹瘀配足三里、三阴交;肝脾不调配太冲、阴陵泉;脾肾阳虚配命门、大肠俞;肝肾阴虚配太溪、太冲。

五脏背俞穴为五脏之气输注于背腰部的穴位,针刺五脏之背俞穴可通调五脏气机,五脏气机条达则气血运行正常,四肢百骸得到营养濡润则不复疲劳。

参 考 文 献

[1] 王新华.中医基础理论[M].北京:人民卫生出版社,2001.

[2] 孙国杰.针灸学[M].北京:人民卫生出版社,2000.

[3] 杨继洲.针灸大成[M].北京:人民卫生出版社,1963.

[4] 王洪图.内经[M].北京:人民卫生出版社,2000.

[5] 朱文峰.中医诊断学[M].北京:人民卫生出版社,1999.

[6] 史济招.中医辨证论治 100 例[M].北京:科学出版社,2005.

[7] 李顺民.中医、中西医结合病案基本规范书写手册[M].北京:人民军
    医出版社,2004.

[8] 陈孝平.外科学[M].北京:人民卫生出版社,2002.

[9] 王永炎,鲁兆麟.中医内科学[M].北京:人民卫生出版社,1999.

[10]彭勃.中医内科学[M].北京:人民卫生出版社,2000.

[11]李道生,施敏.针灸学[M].北京:人民卫生出版社,1999.

[12]曹玲仙.跟名师做临床——妇科难病[M].北京:中国中医药出版
    社,2009.

[13]吴承玉.现代中医内科诊断治疗学[M].北京:人民卫生出版社,2001.

[14]周珉,汪悦,王旭,等.中医临床经典·内科卷[M].上海:上海中医药
    大学出版社,1997.

[15]臧郁文.中国针灸临床治疗学[M].青岛:青岛出版社,2003.